XXIIIe CONGRÈS
DES
MÉDECINS ALIÉNISTES ET NEUROLOGISTES DE FRANCE
ET DES PAYS DE LANGUE FRANÇAISE

SESSION DU PUY — AOUT 1913

DES

INDICATIONS OPÉRATOIRES

CHEZ LES ALIÉNÉS

AU POINT DE VUE THÉRAPEUTIQUE ET MÉDICO-LÉGAL

PAR

Lucien PICQUÉ

MASSON et Cie, Éditeurs
LIBRAIRES DE L'ACADÉMIE DE MÉDECINE
120, BOULEVARD SAINT-GERMAIN (VIe)
PARIS

1913

DES INDICATIONS OPÉRATOIRES

CHEZ LES ALIÉNÉS

AU POINT DE VUE THÉRAPEUTIQUE ET MÉDICO-LÉGAL

XXIIIe CONGRÈS
DES
MÉDECINS ALIÉNISTES ET NEUROLOGISTES DE FRANCE
ET DES PAYS DE LANGUE FRANÇAISE

SESSION DU PUY — AOUT 1913

DES INDICATIONS OPÉRATOIRES CHEZ LES ALIÉNÉS AU POINT DE VUE THÉRAPEUTIQUE ET MÉDICO-LÉGAL

PAR

Lucien PICQUÉ

MASSON et Cie, Éditeurs
LIBRAIRES DE L'ACADÉMIE DE MÉDECINE
120, BOULEVARD SAINT-GERMAIN (VIe)
PARIS

1913

DES INDICATIONS OPÉRATOIRES

CHEZ LES ALIÉNÉS

AU POINT DE THÉRAPEUTIQUE ET MÉDICO-LÉGAL

RAPPORTEUR : LUCIEN PICQUÉ

Le Bureau du congrès, en confiant au chirurgien des asiles d'aliénés du département de la Seine un rapport « sur les indications opératoires chez les aliénés au point de vue thérapeutique et médico-légal » lui a fait un honneur dont il apprécie tout le prix et c'est avec une satisfaction bien légitime qu'il voit soumis à l'épreuve d'une discussion publique devant une assemblée d'aliénistes français et de langue française un problème qui le préoccupe depuis un grand nombre d'années.

Le choix de la question, le titre même qui a été adopté indiquent bien en effet qu'aujourd'hui les psychiatres français acceptent de discuter l'action de la chirurgie sur certaines formes de la folie.

Il est certain toutefois qu'ils ne peuvent se contenter de faits isolés et parfois contestables autour desquels on a parfois mené grand bruit et qu'ils ont le droit d'exiger qu'on leur fournisse des éléments suffisants pour apprécier les efforts faits à notre époque en vue de constituer une chirurgie de l'aliénation mentale.

Nota. — Je renvoie le lecteur à mon récent livre « *Psychopathies et chirurgie* » pour l'historique et l'examen des doctrines : il n'en sera pas question ici.

C'est dans cet esprit que j'aborde ce travail. Je ne me dissimule pas d'ailleurs combien est malaisée la tâche qui m'incombe.

Depuis un demi-siècle, en effet, psychiatres et chirurgiens ont compris de façon bien différente l'action de la chirurgie sur les troubles de l'esprit. Les uns ont agi directement par des opérations diverses contre les Psychoses organiques congénitales ou acquises, d'autres contre des Psychoses non organiques comme la mélancolie à laquelle ils reconnaissaient une localisation spéciale.

Je laisserai systématiquement de côté toutes ces tentatives qui sont d'ailleurs peu nombreuses et trop incertaines pour fournir à notre époque les bases d'une chirurgie rationnelle des aliénés (1).

Les médecins et chirurgiens se sont surtout appliqués depuis quelques années à poursuivre la folie dans ses foyers d'origine extra-cérébrale. Malgré les erreurs commises, c'est la voie qui entraîne à l'heure actuelle la plupart des opérateurs : c'est celle que j'ai toujours suivie. J'en ai étudié les raisons dans mon Livre « Psychopathies et chirurgie ». Je n'aurai donc en vue dans ce Rapport que les opérations pratiquées sur des affections extra-cérébrales. Or des tendances très différentes se sont manifestées dans cette voie (2).

Les uns admettent que certaines formes de la folie ont une localisation viscérale en dehors de toute lésion anatomique. Les troubles fonctionnels sont simplement invoqués. L'opérateur s'attaque alors à un organe qui ne présente aucune affection définie

Nous signalons à titre de mémoire les ablations d'ovaires

(1) Je signalerai pour mémoire les trépanations pratiquées il y a quelques années contre la paralysie générale, les resections du crâne chez les idiots faites dans le but de favoriser le développement ultérieur des centres psychiques, les opérations de Burckardt contre la mélancolie (Congrès de Berlin, 1890), etc.

(2) Contrairement à Betchereff et à Pousseffe (Archives de Neurologie, juillet et août 1912) j'estime en outre que la chirurgie des traumatismes craniens ainsi que la chirurgie des tumeurs et de l'hydrocéphalie appartiennent à la chirurgie cérébrale proprement dite et ne sauraient trouver place dans cette étude : quant aux psychoses d'origine traumatique, elles se constituent actuellement au point de vue anatomique et clinique et ne peuvent fournir encore aucune indication opératoire. Je n'aurai donc pas à les envisager dans ce rapport.

normaux dans l'hystérie ; certaines opérations pratiquées sur le corps thyroïde considéré comme l'origine de certains troubles mentaux (1).

Parfois on a recherché une lésion hypothétique qui ne présente aucun symptôme local physique ou fonctionnel c'est ainsi que Ott de New-York a proposé les ponctions systématiques du foie dans le traitement de l'hypochondrie (2).

La plupart de ces tentatives ont abouti à des échecs qui n'ont pas peu contribué à provoquer une réaction violente contre la chirurgie des aliénés et des psychopathes.

Si les doctrinaires ont failli compromettre à jamais cette chirurgie par les abus auxquels ils ont été ainsi entraînés, les cliniciens lui ont au contraire ouvert la voie en lui prêtant un précieux appui.

Depuis un siècle les psychiatres français Esquirol, Marcé, Morel, Baillarger, éloignés à ce point de vue, de toute préoccupation doctrinale et s'appuyant exclusivement sur la clinique ont mis en lumière le rôle de la périphérie dans la genèse de la folie et reconnu l'étendue de plus en plus grande du domaine des « folies réactionnelles. »

D'autre part, à la fin du siècle dernier, l'école clinique française ouvrait à la thérapeutique des maladies mentales une voie nouvelle, en accordant aux autointoxications d'origine viscérale une place importante dans l'étiologie de certaines formes de la folie.

Or, en dehors des cas où le rôle de l'affection viscérale paraît évident, l'origine extra-cérébrale du délire est à notre époque l'objet de vives contestations et l'on maintient en outre entre les affections médicales et chirurgicales une barrière qui n'est pas suffisamment justifiée.

(1) Nous reviendrons plus loin sur cette question.

(2) Nous signalons la singulière opinion émise par Franck Lydston, professeur de chirurgie génito-urinaire à Chicago (Med. Record, février 1912). Ce chirurgien admet que la neurasthénie chez l'homme est en rapport avec une hyperémie prostatique ou avec une hypesthésie de l'urethre prostatique. Il ajoute à ce facteur purement organique la profonde dépression psychique provoquée chez le malade par la constatation d'une incapacité sexuelle et il propose pour y remédier la resection de la veine dorsale du pénis ! L'auteur explique l'heureux effet de cette intervention par son action sur l'activité fonctionnelle du pénis qui en est ainsi augmenté.

On admet bien pour maintenir cette distinction que les processus pathologiques des viscères n'agissent qu'en troublant une fonction physiologique spéciale.

Quoi qu'il en soit il faut que de son côté le chirurgien établisse d'une façon rigoureuse l'influence directe de certaines lésions chirurgicales dans la genèse de la folie.

C'est alors seulement qu'il lui sera possible d'envisager une chirurgie de l'aliénation mentale et d'aborder utilement l'étude des indications opératoires.

Origine extra-cérébrale de la folie et chirurgie de l'aliénation mentale doivent rester étroitement unies.

Mais comment arriver à cette démonstration fondamentale?

Il semble à priori que pour entraîner la conviction du Congrès votre rapporteur peut se borner à apporter des faits.

Or les faits seuls ne pourraient convaincre. Ceux-ci en effet ont besoin dans tous les cas mais surtout en psychiatrie d'une interprétation rigoureuse.

On conviendra que le fait d'observation y est rarement « un fait élémentaire ». Le plus souvent il représente un tout complexe formé d'éléments multiples qui ne sont dans aucun cas « représentatifs » comme en chirurgie.

Le contrôle scientique devient dès lors difficile et peut soulever des objections fondamentales.

Soit un cas de guérison, que vaut tout d'abord le diagnostic de l'affection mentale?

Même soumis au contrôle préalable du psychiatre, il n'en échappe pas moins à la critique.

La foi dans l'incurabilité de certaines formes de la folie est si grande que la guérison devient pour certains la preuve d'une erreur de diagnostic. On comprend les difficultés qui en résultent. Mais d'autres objections peuvent se produire encore. La coïncidence, si souvent invoquée après les opérations pour expliquer la disparition du délire, la cause des échecs, des retards, des récidives de l'affection mentale après des interventions en apparence curatives soulèvent de délicats problèmes.

On comprend donc qu'il ne soit pas possible à un chirurgien de se borner à l'heure actuelle à une simple présentation de faits.

Aussi m'a-t-il paru nécessaire pour discuter utilement avec vous les indications opératoires chez les aliénés de soumettre à votre appréciation non pas tant des résultats que les principes qui m'ont guidé et aussi la méthode de travail que j'ai adoptée dès le début de mes recherches (1).

Mais trois questions doivent tout d'abord être envisagées.

1re Question : *Délimitation du sujet.*

Si, conformément au titre même qui a été choisi par le bureau du Congrès, nous n'envisageons que les malades d'asile, nous nous exposons à voir surtout des cas dans lesquels l'affection mentale est arrivée à une période avancée de son évolution c'est-à-dire le plus souvent à l'incurabilité et qui dès lors ne peuvent servir à l'étude des rapports d'une lésion periphérique avec le trouble mental. Aussi me paraît-il indispensable d'étendre notre sphère d'observation de l'asile à l'hôpital pour y faire rentrer les psychopathies au début et étudier ainsi tous les psychopathes qu'ils soient ou non internés.

Cette méthode sera, je pense, facilement acceptée de tous ceux qui à notre époque s'appliquent à rapprocher la psychiatrie de la médecine ordinaire (2).

Ainsi éclairé par l'expérience du chirurgien d'hôpital le chirurgien d'asile ne peut manquer de trouver des éléments nouveaux qui me paraissent indispensables à la solution du problème.

A l'hôpital, en effet, à côté des psychopathes vrais qui ont encore échappé à l'internement on rencontre surtout les psychopathes « en puissance » véritables « candidats à l'aliénation mentale » qui nous offrent un terrain prédisposé au délire mais souvent vierge de toute manifestation délirante.

Chez ceux-ci le délire peut éclater sous les yeux du chirurgien : celui-ci suit les premières phases de son évolution et le voit de même disparaître dans certains cas.

(1) J'ai pour ma part tenu le plus grand compte des acquisitions faites par la psychiatrie. Je demande aux aliénistes d'accepter de leur côté certaines données de la pathologie générale et chirurgicale. Je m'excuse par avance d'avoir à combattre certaines tendances d'esprit qui me paraissent susceptibles de faire obstacle aux progrès de la chirurgie chez les aliénés.

(2). M. le Professeur Ballet a réalisé heureusement ce rapprochement en annexant à son service de clinique, une consultation externe.

Il peut souvent surprendre ainsi la cause qui lui a donnée naissance et celle qui vient à le supprimer.

Dans ces conditions le chirurgien d'hôpital peut déjà, en s'appuyant sur l'observation clinique établir la part qui revient dans un délire, à la prédisposition et à la lésion périphérique et aboutir ainsi à une doctrine concernant les rapports de l'une et de l'autre.

Guidé par celle-ci il peut dès lors redescendre vers la pratique, envisager la prophylaxie des psychoses post opératoires en étudiant les contre-indications opératoires d'ordre mental et combattre d'autre part les formes délirantes transitoires par la suppression de certains foyers périphériques.

Nous voici maintenant à l'asile. Le problème se trouve dès lors simplifié.

Parfois le chirurgien d'asile a à tenir compte des contre-indications opératoires, chez des malades dont l'état mental est susceptible de s'aggraver après les opérations, mais c'est à la recherche des indications opératoires d'ordre mental qu'il doit naturellement s'appliquer : c'est celles-ci que nous avons à étudier dans ce rapport.

Or parmi les formes de délire transitoire (1) à origine multiple que nous voyons à l'asile, nous en reconnaissons qui sont identiques à celles que nous avons observées à l'hôpital et que nous pouvons en rapprocher malgré les dénominations diverses qui leur sont imposées sous l'influence de préoccupations doctrinales différentes. Cette filiation me paraît légitime. Ne serait-ce pas vraiment isoler la psychiatrie que de la méconnaître?

(1) Parfois ces délires, comme nous le verrons plus loin, sont considérés comme permanents tant ils sont prolongés. Ils ont souvent encore une systématisation prononcée. Permanence et systématisation sont pour la plupart des psychiatres synonymes d'incurabilité. C'est dans ces cas, bien différents de ceux où l'existence de lésions plus ou moins systématisées du système nerveux ne saurait être contestée que certaine école invoque l'hérédité.

A cette doctrine naguère toute puissante, la chirurgie peut aujourd'hui opposer des résultats intéressants. Certains cas démontrent, en effet, que la longue durée du délire tient parfois exclusivement à la persistance d'une lésion extra-cérébrale dont la suppression peut entraîner en même temps celle du délire. La thèse de mon élève Latapie contient des faits intéressants à cet égard. Mais il faut reconnaître que la chirurgie reste souvent impuissante parce que le délire a duré assez longtemps pour devenir incurable ou que l'élément prédisposition intervient dans une trop grande proportion.

De grandes objections sont cependant faites contre le classement de ces malades et l'on se heurte encore à des questions de doctrines. Dans l'esprit de beaucoup, les délires transitoires ne sont considérés comme appartenant au domaine de la psychiatrie que si la guérison est spontanée. On pourrait cependant déjà admettre que parmi ceux-ci, il en est qui dépendent de causes périphériques susceptibles de disparaître spontanément comme certains foyers infectieux.

Quoiqu'il en soit, lorsqu'un délire transitoire relève d'une cause chirurgicale facilement appréciable et cède à l'intervention, on ne manque pas d'invoquer une erreur de diagnostic et de déclarer qu'il s'agit de faux aliénés (1).

Pour certains, curabilité chirurgicale et aliénation mentale semblent s'exclure.

2e Question : *Des règles à suivre dans l'observation des malades. De la méthode chirurgicale en médecine mentale.* — Dès le début de mes recherches, il m'a paru indispensable de constituer une méthode chirurgicale pour donner aux observations un caractère scientifique et, en même temps, régler le contrôle des résultats obtenus.

Cette méthode a été exposée ailleurs (2) et j'y renvoie le lecteur.

Qu'il me suffise de rappeler qu'elle comporte une connaissance exacte du malade au point de vue mental, une étude de clinique et de physiologie pathologique destinée à fixer exactement les rapports de la lésion avec la maladie mentale, l'emploi scientifique du procédé statistique, qui permet d'établir sur des bases certaines, les conditions de la guérison mentale, et les résultats, enfin le contrôle de ceux-ci (coïncidence, retards de guérison, échecs ou récidives) et leur interprétation.

(1) La question des faux aliénés est fort délicate. Je réserve cette dénomination aux malades qui viennent à l'asile avec une septicemie délirante. Je reçois ce matin même dans mon service un malade qui vient d'un hôpital parisien avec une angine de Ludvig et un état général si grave qu'il meurt en arrivant. Par contre, la présence à l'asile des malades dont il est parlé plus haut, est parfaitement légitime parce que les symptômes de septicemie ont pour ainsi dire disparu, que le délire s'est prolongé au-delà des limites ordinaires ou qu'il s'y est plus ou moins systématisé. Je reviendrai sur cette importante question.

(2) Psychypathie et chirurgie. Picqué. Masson, éditeur.

Mais il est encore des règles qui me paraissent indispensables à suivre.

Toutes les observations doivent être soumises au contrôle des psychiatres. C'est ainsi que chaque malade arrivant dans mon service est porteur d'une fiche établissant le diagnostic mental du médecin traitant.

De même, la guérison après l'intervention est attestée par le médecin aliéniste (certificat de sortie).

Or, en examinant pour la rédaction de ce rapport les très nombreuses observations publiées d'affections mentales « guéries par la chirurgie », j'ai constaté que la plupart étaient justiciables des mêmes reproches (1).

Le diagnostic de l'affection mentale est le plus souvent mal précisé, parfois il est « fantaisiste », rarement il a été établi ou contrôlé par les psychiatres.

D'autre part, les plus grandes incertitudes règnent au sujet des résultats : le contrôle psychiatrique que je considère indispensable manque ordinairement.

Les malades ne sont, en outre, jamais suivis un temps suffisant. Tous les résultats opératoires au point de vue mental peuvent dès lors être contestés. Aussi je n'admets, en principe, aucune observation qui n'est pas rédigée conformément aux règles que j'ai indiquées, parce qu'elle ne constitue pas à mes yeux un document véritablement scientifique (2).

3e Question : *Des contre-indications opératoires chez les aliénés.* — C'est une opinion très répandue chez l'aliéniste et le médecin que toute affection chirurgicale appelle chez l'aliéné une intervention sanglante qu'il convient de pratiquer sans tenir compte de l'état mental du sujet.

Une distinction est cependant nécessaire. En cas d'urgence, quand la vie est menacée à brève échéance, le chirurgien doit, en effet, passer outre à toute considération étrangère à la situation du moment.

(1) Je ne fais allusion ici qu'aux observations publiées par les opérateurs non aliénistes, et cependant parmi celles qui sont relatées par les aliénistes, il convient de maintenir certaines réserves.

(2) On ne peut m'accuser de partialité, puisque les observations que je rejette sont favorables à la thèse que je soutiens.

Telle l'obligation d'arrêter une hémorrhagie, de combattre un accès de suffocation par la tracheotomie, d'ouvrir une collection purulente, de lever un étranglement herniaire, s'impose au chirurgien, quel que soit l'état viscéral du malade, qu'il soit diabétique, albuminurique, tuberculeux, ou en puissance d'un trouble mental.

Mais il en va tout autrement dans les conditions ordinaires de la chirurgie (chirurgie facultative), quand il s'agit par exemple d'un déplacement d'organes comme le prolapsus utérin, d'un hernie simple ou d'une tumeur bénigne, comme le fibrome utérin sans complications.

L'état cérébral du sujet (1) fournit alors des renseignements importants, qui peuvent entraîner comme tout état viscéral des contre indications opératoires.

La pratique ordinaire permet d'ailleurs de constater, quoi qu'on en dise, les inconvénients de l'intervention systématique chez les psychopathes.

L'étude des psychoses post-opératoires prouve suffisamment qu'on ne touche pas impunément aux psychopathes.

Comme je l'ai dit dans une récente communication à l'Académie de médecine (Psychothérapie et Psychothérapeutique chirurgicale, 1912), c'est de l'opposition entre les indications ou contre indications chirurgicale et mentale que le chirurgien doit déduire la vraie indication ou contre indication qui est à la base de la chirurgie des psychopathes.

Sa détermination constitue la difficulté principale de cette chirurgie spéciale (2).

Ainsi donc *l'étude des contre indications d'ordre mental* doit précéder chez les psychopathes celles des indications opératoires.

Prévenir la psychose avant de chercher à la combattre, tel est selon moi le postulat sur lequel repose toute la chirurgie des psychopathes. Très importante comme je l'ai dit plus

(1) Nous verrons plus loin que la prophylaxie des psychoses basée sur l'état cérébral du sujet ne comporte pas seulement des contre indications opératoires mais peut conduire à des indications spéciales, tout rapport de causalité mis à part.

(2) Dans un mémoire présenté à la Société de Chirurgie en 1907, (de l'inutilité et du danger des opérations simulées, j'ai démontré que les opérations simulées étaient, contrairement à beaucoup, irrationnelles, inutiles et dangereuses.

haut chez les psychopathes non internés, cette étude mérite également chez les aliénés toute l'attention du chirurgien.

Comme elle ne rentre pas dans le cadre de la question qui m'est imposée, je ne puis en faire ici une étude complète, mais j'y reviendrai souvent au cours de ce rapport, surtout en faisant la critique de certaines statistiques.

Je ferai simplement remarquer qu'à l'asile comme à l'hôpital, l'étude des contre indications n'intéresse que les psychopathes conscients dont la vulnérabilité cérébrale est susceptible de favoriser la production de traumatismes psychiques fréquemment observés dans la période qui précède l'acte opératoire et qui peuvent soit aggraver l'état mental préexistant, soit en faire naître un nouveau (1).

DES INDICATIONS OPÉRATOIRES CHEZ LES ALIÉNÉS

J'ai dit au début de ce rapport que la folie est depuis quelques années poursuivie principalement dans ses foyers d'origine extra cérébral et que les chirurgiens qui interviennent chez les aliénés comme les psychiatres qui les sollicitent, recherchent une lésion périphérique bien définie.

Pour ma part, j'ai toujours défendu cette idée que la chirurgie des aliénés compromise par les opérateurs qui, en l'absence de toute méthode scientifique, opposent systématiquement le bistouri aux formes diverses de la folie, ne pouvait être désormais acceptée des aliénistes qu'à la condition d'être placée sur le terrain de la chirurgie ordinaire dont elle ne doit différer que par les éléments cliniques spéciaux qui lui sont fournis par l'état cérébral du sujet.

Mais pour qu'une lésion périphérique fournisse une indication opératoire spéciale du trouble mental et qu'elle devienne ainsi la base d'une chirurgie rationnelle des aliénés, il faut, comme je l'ai formellement dit, établir tout d'abord le rôle de cette lésion dans la genèse de la folie, c'est-à-dire fixer un rapport de causalité avec le trouble mental.

(1) Les sujets atteints de psychose congénitale ou de psychose organique arrivés à la période de démence échappent naturellement à ces contre indications.

J'ai rappelé plus haut dans quelles conditions j'ai été amené à l'hôpital, en dehors de toute doctrine, à étudier ce rapport.

Or, les aliénistes et les opérateurs, envisageant la question à un point de vue différent, accordent à priori à certains organes un privilège spécial qu'ils appuient en général sur des données plus ou moins précises de physiologie normale ou pathologique. Mais ils n'ont jusqu'à présent fourni pour justifier leur opinion que des résultats opératoires.

Or, je voudrais montrer que les preuves thérapeutiques qu'ils invoquent ne sont pas le plus souvent scientifiquement contrôlées et par conséquent suffisamment probantes pour étayer à l'heure actuelle une doctrine des origines extra-cérébrales du délire.

Aussi me semble-t-il nécessaire d'entrer dans quelques développements historiques, de soumettre à la critique les opinions des auteurs et d'examiner de près les résultats qu'ils nous présentent. J'envisagerai successivement les rapports de l'utérus, du corps thyroïde et du rein mobile avec les troubles mentaux.

Utérus et troubles mentaux. — La doctrine de la folie sympathique dont Loiseau au siècle dernier plaçait l'origine principale dans l'utérus montre bien les tendances de certains aliénistes.

En 1897, au Congrès de Montréal, des aliénistes distingués s'appuyant sur la conception française se sont appliqués à nouveau à démontrer la prépondérance des affections de l'utérus et des annexes dans la genèse de la folie. Des statistiques intéressantes furent présentées par G. Rohé de Baltimore et Hobbes de London (Ontario).

Elles soulevèrent toutefois des controverses violentes dans tout le monde scientifique. C'est qu'en effet les tendances qu'elles accusaient devaient aboutir rapidement à l'intervention systématique chez les aliénés et entraîner des abus regrettables.

La statistique d'Angelucci et de Pieraccini publiée en Italie après le Congrès de Montréal, utilisée par Cuylitz en Belgique dans son plaidoyer contre l'intervention chirurgicale chez les aliénés, le montre suffisamment. J'ai reproduit dans mon récent livre l'analyse que j'avais faite précédemment de ce document. Nous aurons l'occasion d'y revenir à propos de l'intervention chirurgicale chez les Hystériques. Qu'il me suffise de rappeler ici que cette statistique portait sur 109 cas et qu'elle signale des résultats déplorables. 17 fois seulement l'intervention avait été salutaire.

Dans un travail d'ailleurs intéressant à plus d'un titre Leroy Browns de New-York publie de son côté une statistique de 242 opérations pratiquées chez les aliénés. Parmi celles-ci 51 concernent des Prolapsus utérins. L'auteur déclare n'avoir jamais constaté d'aggravation. De plus dans tous les cas l'opération aurait hâté la guérison mentale.

Ces résultats sont loin de concorder avec ceux que j'ai enregistrés au cours d'une longue pratique et j'indiquerai plus loin les causes de ces divergences.

Quoi qu'il en soit, j'estime que dans cette affection, il est plus qu'ailleurs nécessaire d'insister sur les contre-indications opératoires.

L'examen des faits publiés démontre en effet que l'intervention dans le prolapsus fournit un contingent considérable aux psychoses postopératoires et qu'elle est d'ailleurs très rarement indiquée (1).

Récemment Bossi de Gênes, directeur de la clinique obstétricale et gynecologique de l'université de Gênes, a repris devant le Congrès d'obstétrique de Paris en octobre 1911, comme les auteurs étrangers dont je viens de rappeler les travaux, les idées que Loiseau soutenait dans notre pays en 1857 sur la folie sympathique.

(1) Dans une récente communication à l'académie de médecine à l'occasion de laquelle mon excellent maître M. Richelot a présenté un rapport, j'ai montré que le prolapsus utérin constitue une affection indolente. Les malades ne viennent en général consulter que lorsque le déplacement est prononcé, qu'il met obstacle aux relations sexuelles ou que par la saillie énorme qu'il fait parfois hors de la vulve il devient une infirmité dégoûtante et gênante. Il faut reconnaître que déjà ces conditions peuvent entraîner chez un malade prédisposé une hypocondrie symptomatique que la chirurgie peut enrayer.

Mais le plus souvent on observe des malades qui accusent des douleurs très vives à l'occasion d'un déplacement peu accusé. Le trouble fonctionnel est disproportionné à la lésion. Il faut alors faire le départ de ce qui revient dans la douleur aux complications possibles du prolapsus et à l'état cérébral préexistant.

On reconnaîtra que le plus souvent le porteur est une hystérique ou une hypocondriaque chez lesquelles une intervention est susceptible d'aggraver l'état préexistant.

Avec le Psychiatre français, il admet la répercussion des maladies utérines sur le cerveau par l'intermédiaire du système nerveux.

Mais il étend encore sa doctrine puisqu'il semble admettre que chez la femme, la folie n'a pas d'autre cause et il pense que l'intervention peut la guérir dans tous les cas !!

Pour lui les lésions utérines existent chez toutes les aliénées, et l'auteur va jusqu'à affirmer que lorsqu'elles ne sont pas signalées, c'est qu'elles ont été insuffisamment recherchées.

Il me semble inutile devant une réunion d'aliénistes de réfuter une opinion aussi contraire aux données les plus élémentaires de la Psychiatrie. Il me paraît néanmoins nécessaire de lui opposer des arguments de fait. Certes la proportion des lésions utérines chez les aliénées est considérable ; j'ai autrefois trouvé une proportion de 89 0/0 ; il. n'en est pas moins vrai qu'il est des femmes chez lesquelles l'appareil génital est absolument indemne.

Il conviendrait en outre de déterminer d'une façon précise s'il existe réellement une prédominance de maladies utérines chez les Psychopathes ; pour y arriver, il faudrait, comme je l'ai dit dans ma communication à l'académie, 30 Juillet 1912, pratiquer l'examen systématique des organes génitaux chez un certain nombre de femmes à l'hôpital et comparer les résultats obtenus dans les deux séries.

Or une enquête de ce genre est impossible à faire.

En outre, le rapport de fréquence n'implique pas un rapport de causalité ; à supposer même que cette prédominance puisse être reconnue, il faudrait encore démontrer ce dernier rapport, établir d'où l'utérus tient ce privilège spécial vis-à-vis du cerveau et aboutir ainsi à une physiologie pathologique précise.

Jusqu'à présent les auteurs se sont bornés à de simples hypothèses sur la folie sympathique d'origine utérine. L'expression « sympathie » représentait pour Loiseau « une dénomination métaphysique n'ayant d'autre but que d'indiquer d'une manière abrévative les propriétés de la matière ! D'autre part la constatation que le grand sympathique transmet aux centres les sensations pathologiques nées à la périphérie ne peut suffire à expliquer l'opération complexe qui aboutit à la pensée pathologique ou délirante et il en est de même de l'action reflèxe récemment invoquée.

Aucune des théories qui semble consacrer le rôle spécifique de l'appareil génital de la femme ne mérite d'ailleurs d'être conservé (1).

Comme je l'ai dit plus haut, les auteurs dont nous venons de rappeler les observations s'appuient d'ailleurs simplement sans chercher le plus souvent à les expliquer sur les résultats qu'ils ont obtenus, pour affirmer le rapport de causalité entre les affections de l'utérus et le trouble mental concomitant, mais il faut bien se demander ce que valent ces résultats ?

Comme son collègue américain, M. Bossi n'a jamais constaté d'aggravation à la suite de ses interventions. Les Psychoses post-opératoires semblent aussi inconnues en Italie qu'en Amérique.

Quant aux échecs, le gynécologiste italien les admet, mais il les explique par des causes locales, au nombre desquelles il signale le retard apporté à l'intervention, l'emploi d'une technique opératoire défectueuse, et la pratique des opérations mutilantes.

Je n'envisagerai pas ici la question si importante des opérations mutilantes parce qu'elle intéresse surtout les chirurgiens généraux (2). L'étude du rôle que les opérations peuvent exercer sur le cerveau et les avantages attribués à la chirurgie conservatrice concerne en effet la prophylaxie des psychoses et non pas leur traitement.

Quant aux autres causes, elles sont parfois légitimes, mais il

(1) Je me suis appliqué pour ma part à substituer à l'hypothèse physiologique une donnée pathologique en montrant le rôle important que joue l'infection chronique comme élément intermédiaire entre l'utérus et le délire (congrès d'obstetrique, octobre 1911, académie de médecine, 30 juillet 1912).

Si ce rôle vient à être confirmé, on conçoit que, envisagé en dehors des troubles mentaux dont la répercussion sur le cerveau est depuis longtemps connu au point de vue clinique quoique non encore expliquée au point de vue pathogénique, l'utérus doit perdre un privilège que les précédents auteurs considèrent comme exclusif ou tout au moins partager désormais celui-ci avec tous les organes ou tissus, dans lesquels l'infection est susceptible de déterminer sur le cerveau, comme nous le verrons plus loin, des effets identiques.

La chirurgie tout entière peut ainsi mettre en évidence les relations des troubles périphériques divers avec certaines formes de la psychopathie, qu'il s'agisse de l'homme ou de la femme, et compléter l'œuvre que la médecine a accompli sur le terrain des auto-intoxications d'origine viscérale.

(2) Psychopathies symptomatiques, (Académie de Médecine, 30 Juillet 1912).

faut convenir que très souvent l'échec tient à ce que les troubles fonctionnels accusés par le malade et qui conduisent à l'intervention ont une origine primitivement cérébrale (1).

C'est donc à la psychiatrie qu'il faut le plus souvent demander l'explication rationnelle des échecs et des aggravations.

Dès lors le principe des opérations systématiques préconisées à l'étranger par les chirurgiens qu'encouragent les résultats thérapeutiques annoncés n'est pas soutenable et ne peut conduire qu'à des désastres (aggravation de l'état mental) ou à des échecs (persistance de l'état mental).

J'ai montré plus haut ce que l'étude des Psychoses postopératoires nous avait appris à cet égard.

Nous avons jusqu'ici envisagé seulement le rôle attribué à l'utérus dans la production du délire.

En terminant, je rappelerai l'opinion de quelques accoucheurs qui attribuent la folie de la grossesse à une auto-intoxication d'origine ovulaire et préconisent dans ces cas l'avortement thérapeutique. Tel est le cas de Tissier publié dans la thèse de Bretonville 1901 (2).

Goitre et délire. — Depuis quelques années l'École Lyonnaise sous l'impulsion féconde du Professeur Poncet s'occupe des rapports du goître avec les troubles mentaux dans ses applications pratiques.

Si l'on envisage le goître exophtalmique, la question présente une grande complexité. Les faits expérimentaux et les données cliniques se heurtent en effet confusément aux doctrines et aux résultats opératoires. Laissant de côté les faits expérimentaux et les questions de doctrine, je veux surtout montrer comment les lacunes de la clinique et les incertitudes touchant les résultats opératoires rendent difficiles à l'heure actuelle des conclusions vraiment scientifiques.

Au point de vue clinique, il serait important de préciser tout d'abord le moment d'apparition des troubles mentaux.

(1) Nous retrouvons encore cette notion de l'état cérébral si utile pour le chirurgien au point de vue de la prophylaxie des psychoses.

(2) Je me propose dans un prochain travail d'étudier les psychoses de la grossesse et de montrer combien la conception des psychiatres diffère de celle des accoucheurs. On comprendra dès lors les échecs de la pratique obstétricale.

Certaines observations tendraient bien à prouver (obs. Renaut, Soc. Méd. des Hopitaux, 1890), Devay (Lyon médical, 1897), que les troubles mentaux sont postérieurs à l'apparition du goître et suivent une évolution parallèle à celle des lésions locales. Si ce fait capital se confirmait, on serait alors autorisé à admettre l'origine thyrodienne des troubles mentaux. Telle est d'ailleurs l'opinion de Ball, de Joffroy, de Pic (cours de Pathologie mentale, Lyon 1904) (1).

Mais d'autres auteurs nient cette évolution et défendent l'indépendance des uns et des autres. Dutil (article du traité de Ballet) rappelle en effet que dans certains cas les symptômes psychiques peuvent disparaître alors que le syndrome Basedowien persiste et que dans d'autres le traitement agit utilement sur le syndrome alors qu'il reste sans effet sur le trouble mental.

Un certain nombre de Psychiatres, le Professeur Ballet, Raymond et Serieux (*Revue de médecine,* 1892) semblent de plus en plus admettre l'antériorité des troubles mentaux et leur indépendance vis-à-vis du syndrome basedowien. Les uns dépendraient de l'hystérie antérieure et concomitante et les autres de la neurasthénie et de la dégénérescence mentale.

Il semble toutefois que certains troubles mentaux se rattachent comme le syndrome basedowien à une hyperfonction thyrodienne. On y retrouve quelques analogies avec les Psychoses toxiques et les faits expérimentaux semblent le confirmer. Tel l'émotivité, l'instabilité et dans l'ordre des syndromes épisodiques l'hallucination visuelle terrifiante que les auteurs rattachent à l'hystérie et qui cependant constitue le signe le plus probant des Psychoses toxiques, par infection ou auto intoxication.

Dans les formes délirantes, on doit reconnaître que l'excitation maniaque considérée comme la forme la plus fréquente y rentre également. Le Professeur Régis en analysant les formes mentales dit qu'au fond il s'agit toujours d'un accès de confusion mentale généralement aigu se traduisant à la fois par de l'agitation ou par des alternatives d'agitation ou de dépression ou par du délire hallucinatoire à type onirique très caractérisé.

(1) Jacques Th. Montpellier, 1891, avait soutenu une opinion analogue.

Ces accès se rattachent encore aux Psychoses toxiques par leur peu de durée.

Quoiqu'il en soit l'origine thyroïdienne des troubles mentaux chez les Basedowiens, reste encore indécise.

Par contre les affections diverses du corps thyroïde non accompagnées de syndrome basedowien, sont-elles susceptibles de provoquer des troubles psychiques?

Le professeur Poncet, qui s'est tout spécialement appliqué à l'étude de cette question, pense qu'il se produit dans ces conditions des troubles psychiques particuliers dont l'origine thyroïdienne est plus facile à établir que dans le cas précédent.

Pour lui l'absence de névrôse et de prédisposition mentale antérieure dans les antécédents des malades qu'il a observés, l'absence de stigmates et aussi la forme non systématisée de ces troubles en constitue pour lui la meilleure démonstration.

Les idées qu'il a développées dans une leçon clinique du semestre d'hiver 1904 ont été reproduites dans la thèse de ses élèves Austin et Biros (thèse de Lyon 1904). Il convient toutefois de noter qu'Alamartine, dans sa thèse récente sur le goître exophthalmique et son traitement chirurgical faite sur l'inspiration de M. Poncet ne parle pas des indications spéciales au point de vue des troubles mentaux.

Les observations publiées par Biros soulèvent quelques objections importantes. L'auteur nous dit qu'aucun de ses malades ne présentait d'antécédents héréditaires. Or, il faut savoir que cette recherche représente une des grandes difficultés de la clinique psychiatrique et on ne peut que regretter que ces malades n'aient pas été observés par des psychiatres, conformément aux règles que j'ai indiquées.

En outre il n'est fourni chez les malades femmes aucun renseignement relativement à la ménopause : il est dès lors difficile de faire la part qui revient dans les troubles psychiques au goître et aux accidents de la ménopause.

L'examen des formes mentales est intéressant à faire dans les deux cas. Quand on vient à comparer aux formes qui accompagnent le goître exophthalmique celles qui sont considérées comme spéciales aux affections simples du corps thyroïde, on s'aperçoit que la distinction qu'a voulu établir l'École Lyonnaise n'est pas suffisamment justifiée.

La preuve de la spécifité de ces troubles est encore à démontrer.

Dans les deux groupes de malades, on retrouve le même état mental caractérisé par l'émotivité, l'irritabilité et l'instabilité et les mêmes formes du délire : l'excitation maniaque de beaucoup la plus fréquente et la forme dépressive avec délire hypochondriaque plus rare.

Les résultats opératoires sont peu nombreux. La thèse de Biros n'en mentionne que 4 dont 2 appartiennent à Bérard. Il faut y ajouter un cas de Latarget et celui plus récent de Betchereff (arch. neurologie, 1912).

Les modifications signalées par les auteurs après l'intervention portent surtout sur l'excitation maniaque. Dans un cas de Bérard il s'agit d'une mélancolie anxieuse.

L'amélioration se produit en général rapidement, parfois dès le lendemain, mais les malades ont été suivis très peu de temps, l'un pendant 2 mois, un autre pendant 3 semaines !

Depuis 1901, j'ai opéré chez les aliénés 10 cas de goître non accompagné du Syndrome Basedowien sur un total de 2,666 opérations au 1er janvier 1913.

Toutes présentaient des tumeurs véritables du corps thyroïde : au point de vue mental, j'excepte un cas de paralysie générale et un crétin que je n'ai pas eu la chance de rendre intelligent comme dans un cas de Poncet rapporté par Biros.

Une malade présentait un délire mélancolique avec idées de persécution, hallucinations de l'ouïe et interprétations délirantes.

Tous les autres ont un fonds de débilité mentale sur lequel on observe surtout le délire de persécution (5 cas avec des hallucinations); une seule malade présentait de l'épilepsie.

Toutes les malades ont guéri mais aucune n'a été modifiée au point de vue mental.

Il résulte des considérations précédentes qu'il est encore prématuré de formuler à l'heure actuelle des conclusions précises touchant l'influence de la chirurgie sur les troubles psychiques qui accompagnent le goître exophtalmique ou les tumeurs du corps thyroide.

Il faut tout d'abord établir cliniquement l'origine thyroidienne des troubles mentaux (1) en étudiant leurs caractères propres, les comparant au contenu des psychoses toxiques, en précisant enfin le moment de leur apparition et l'évolution parallèle des lésions locales et des troubles mentaux.

Cette étude clinique doit être complétée par une étude méthodique des résultats opératoires.

Rein mobile et délire. — On s'occupe beaucoup, à l'étranger, depuis quelques années, de l'influence du rein mobile dans la production des troubles mentaux.

Des études ont été faites sur cette question en Amérique, par Goelet de New-York et Harlan de Cincinnati, en Italie par Ruggi et Fiori et en Angleterre par Oster d'Oxford. Mais c'est surtout Suckling, de Birmingham qui, vers 1903, a étudié dans une série de travaux les rapports de la folie et du rein mobile, proposé une théorie pathogénique et publié de nombreuses observations.

Si les conclusions des divers auteurs qui se sont adonnés à cette étude venaient à être admises, le groupe des folies d'origine périphérique se trouverait augmenté d'une importante unité. Aussi j'ai étudié de près les doctrines et les faits, et procédé, en outre, à des recherches personnelles dans les services de quelques-uns de mes collègues avec le concours de mon élève Georghiu, de Bucarest.

C'est le résultat de mes réflexions et de mes recherches que je désire communiquer au Congrès (2).

Pour formuler un jugement sur cette intéressante question, il convient d'envisager tout d'abord la fréquence du rein mobile, de soumettre à la critique les diverses théories pathogéniques proposées par les auteurs, enfin d'étudier les formes du délire et les observations publiées.

Fréquence du rein mobile. — Conformément à la méthode que j'ai indiquée ailleurs, il faut étudier successivement cette fré-

(1) En ce qui concerne le goître exophthalmique, il est évidemment nécessaire, de faire la part dans le syndrome Basedowien de ce qui revient au corps thyroïde lui-même et aux autres glandes (Hyphophyse Thymus, surrenale, ovaire) théories glandulaires ainsi qu'au grand sympathique (théorie nerveuse. Cette étude est importante pour diriger utilement la thérapeutique.

(2) Communication à la Société de Psychiatrie, juin 1913.

quence à l'hôpital et à l'asile, l'envisager sur le cadavre et sur le vivant et aussi dans les deux sexes.

Sur plus de 35,000 autopsies (statistiques de Durham, Schultze, Wirchow, Ebstein, Neumann, Rollet), le pourcentage est d'environ 1/1000.

Chez le vivant, la proportion est beaucoup plus élevée, mais les chiffres diffèrent beaucoup suivant les auteurs.

Linder et Kuttner trouvent un cas sur 5 à 6 femmes prises au hasard.

Brulh (*Gazette des hôpitaux*, 1902) évalue à 87 0/0 le nombre de femmes atteintes du rein mobile (statistique globale de 1,176 cas empruntés à plusieurs auteurs).

Guyon trouve 27 femmes et 3 hommes sur 30 cas, Albarran 12 0/0. Suckling note 40 0/0 de femmes et 6 0/0 d'hommes.

Ces divergences tiennent en grande partie au mode de recherche du rein.

Sous ce rapport, le procédé de Noble de Philadelphie (recherche dans la station debout) donne de sérieux avantages que j'ai constatés moi-même dans ces derniers temps à l'hôpital Lariboisière. Mais il est difficilement applicable à tous les aliénés.

Quoiqu'il en soit, la fréquence du rein mobile est surtout intéressante à fixer chez l'aliéné : peu de recherches ont été faites à cet égard.

Suckling, dans un asile privé, trouve une proportion de 33 0/0 de femmes. Cornu (Encéphale, 1908), sur 33 femmes internées, signale 2 cas seulement de rein mobile.

En résumé, d'après mes recherches le nombre des sujets atteints de rein mobile n'est pas aussi élevé que le pensent certains auteurs étrangers.

J'ai examiné personnellement 583 femmes et j'ai trouvé 5,48 0/0 soit 32 reins mobiles. L'examen du rein mobile présente parfois chez les aliénés de réelles difficultés. Sur 1,068 malades qui m'avaient été présentés, 485 ont du être laissés de côté.

Les malades atteints de délire de persécution, certains débiles refusent tout examen parce qu'ils le redoutent et n'en comprennent pas l'utilité. D'autres présentent une contraction de la paroi probablement volontaire. Quelques malades présentent un tel état d'agitation qu'il m'a été impossible de procéder à aucun examen. Enfin l'obésité constitue chez beaucoup de femmes un obstacle absolu.

J'ai eu recours chez mes malades aux procédés de Trousseau et de Glenard. Aucune n'a été examinée debout (procédé de Noble).

Pathogénie. — De toutes les théories qui ont été proposées, la plus connue est celle de Suckling de Birmingham. Pour cet auteur la folie du rein mobile est le résultat d'une auto-intoxication due à la gène de l'élimination des urines par coudure de l'urétère.

Or, la conception d'une toxemie d'origine mécanique est contraire aux acquisitions scientifiques actuelles.

On doit admettre en effet que le rein mobile agit dans la production du délire non pas tant d'une façon mécanique que par les altérations anatomiques dont il est le siège.

Le professeur Widal et ses élèves ont bien étudié dans une série de travaux les conditions et les agents de l'intoxication du sang.

Grâce à ceux-ci nous connaissons les deux syndromes les plus importants des rétentions rénales liés aux altérations du parenchyme rénal. Les troubles délirants tiennent dans chacun d'eux une place importante.

Nous savons d'autre part aujourd'hui que le rein, contrairement à une opinion ancienne, peut être altéré dans l'ectopie.

En 1909 Castaigne décrit la forme albumineuse du rein mobile et montre que l'albumine peut être la conséquence du déplacement.

D'après lui, en effet, la ptose fait du rein mobile un point d'appel pour les intoxications et infections, une néphrite superficielle unilatérale se produit qui a la plus grande tendance à devenir chronique. Les néphrotoxines qui se produisent alors agissent sur l'autre rein, d'où la production d'une double néphrite chronique urémigène.

Il résulte de cette théorie que la chirurgie ne peut être alors que prophylactique et nullement curative puisque le délire ne paraît que quand les lésions sont bilatérales.

Celle-ci explique toutefois des faits que Suckling avait lui-même signalés. Cet auteur avait en effet remarqué que les accidents n'étaient pas toujours en rapport avec le degré du déplacement et qu'ils se produisaient de préférence dans les reins peu déplacés. Suckling dans plusieurs de ses observations nous signale encore la présence de l'albumine et il en conclut d'ailleurs à tort que la folie du rein mobile présente les mêmes caractères que celle du mal de Bright.

Les auteurs qui se sont spécialement occupés des troubles mentaux dans le reïn mobile préconisent naturellement l'intervention. Goelet de New-York, jusqu'en 1905, avait pratiqué 197 néphropexies dont 47 doubles. Suckling préconise l'opération dans tous les cas jusqu'à 50 ans ou chez les sujets qui ne présentent aucune tare viscérale. Il cite 250 guérisons personnelles.

L'auteur explique les échecs par des fautes de technique et admet qu'une bonne fixation entraîne une guérison certaine. Aussi émet-il le vœu que toutes les femmes qui entrent à l'asile soient examinées au point de vue rénal. Il n'hésite pas à les opérer toutes, même s'il n'y a qu'une simple coïncidence. J'ai montré ailleurs combien les opérations systématiques sont dangereuses chez les aliénés puisqu'elles exposent à aggraver l'état mental préexistant.

En France, l'intervention a surtout été dirigée contre les troubles nerveux.

Albarran insiste sur les mauvais résultats 50 0/0 de guérison, 14 0/0 sont améliorés, dans 36 0/0 des cas le résultat est nul. Chevalier (rapport au Congrès d'urologie) formule une opinion analogue. Tuffier et Cathelin n'interviennent qu'exceptionnellement dans le rein mobile.

En ce qui me concerne, je n'interviens que dans le cas de rein mobile compliqué.

La douleur ne peut, à mon avis, fournir une indication formelle. Il faut en effet établir dans ces cas comme pour l'utérus la part qui revient dans la douleur à une complication locale ou à un état cérébral. Ordinairement, celui-ci est antérieur.

Les indications dans l'hystérie et la neurasthénie sont délicates à établir.

J'ai pu guérir par la psychothérapie une hystérique et une neurasthénique. Les observations ont été publiées dans le « recueil des travaux de mon service ».

1er cas. Résumé. (*Chirurgie des aliénés.* Recueil de travaux, tome 4, page CCXXIV, Mal. neurasthénique ectopie rénale présentée par M. Barrié : crise neurasthénique durant 6 mois à chaque accouchement. Amputation du col pratiquée par un accoucheur; à la suite de cette opération, nouvelle crise la malade reste au lit 8 mois. Je refuse l'intervention pour le rein mobile. Elle guérit par la psychothérapie ; à présenté ultérieurement une fracture de jambe. Crise commençante de neurasthénie, je pus la guérir dans le délai normal grâce à la psychothérapie.

2me cas, Résumé. *Chirurgie des aliénés* (Recueil des travaux, tome 4, page CCXXVII). Malade hystéro-neurasthénique proche parente d'un de mes élèves, le Dr X qui m'a poursuivi pendant 3 ans, réclamant de moi une opération pour un rein mobile douloureux. J'instituai un traitement psychothératique. Cette dame a conservé son rein; elle est aujourd'hui complètement guérie.

Dans un cas, j'ai pu chez une malade de M. Taguet, de Ville Evrard obtenir par la nephropexie une guérison complète (1).

Que valent les guérisons publiées par les auteurs? Il convient tout d'abord d'envisager les formes mentales observées chez le sujet atteint de rein mobile.

Parmi les observations de Suckling, beaucoup (42) ne concernent pas des aliénés mais des malades atteints d'affections diverses.

Les malades présentant des troubles mentaux sont au nombre de 40. La plupart sont des mélancoliques (27 sur 40). On y trouve quelques délires toxiques liés à l'alcoolisme (3 cas).

Dès lors l'absence des formes toxiques semble en contradiction avec la théorie toxemique et empêche d'ailleurs toute assimilation avec la folie brigtique.

Dans les 32 cas de rein mobile que j'ai observés dans les asiles sur 583 malades, 16 fois les troubles mentaux sont nettement indépendants.

5 psychoses congénitales (imbécilité).

2 psychoses organiques (paralysie générale).

4 intoxications alcooliques.

5 épilepsies.

Sur les 16 autres, je relève 7 cas de mélancolie dont une intermittente, une autre paraît liée à la puerpuéralité ; 3 de ces mélancolies sont simples, 3 sont des dégénérées, 2 présentent des idées de persécution, une a de l'hypocondrie avec tendance au suicide.

La 7e présente des idées de persécution avec hallucination de l'ouïe.

Les 9 autres se répartissent ainsi :

1° Débilité mentale; délire polymorphe, idées de persécution; idées de négation, marche rapide vers la démence.

2° Délire systématisé de persécution avec maladie de Little.

3° Dégénérescence mentale ; délire de persécution avec hallucination.

4° Dégénérescence mentale avec hallucination; agitation semi-maniaque.

(1) *Chirurgie des aliénés* (Recueil de travaux, tome 3, page 114). Résumé. Femme de 23 ans atteinte de dégénérescence mentale et de dépression mélancolique avec préoccupation hypochondriaque et tendance au suicide. Ectopie rénale. Plusieurs chirurgiens de la ville refusent l'intervention probablement à cause de son anxiété et de son habitus spécial. La fixation du rein amène la guérison complète de son accès de mélancolie (certificat du médecin traitant).

5° Délire chronique à la période démentielle.

6° Débilité mentale : idées de persécution, mysticisme, hallucinations visuelles et auditives.

7° Dégénérescence mentale avec hallucination, préoccupations mystiques, alternatives d'excitation et de dépression.

8° Idées de persécution avec hallucination de l'ouïe et de la sensibilité générale.

9° Confusion mentale avec idées de grandeur et délire de persécution.

Quelques-unes de ces formes pourraient, comme on le voit, rentrer dans le cadre des délires toxiques. Je ferai remarquer toutefois qu'elles sont en petit nombre, et qu'il conviendrait encore de rechercher les antécédents d'alcoolisme.

Au point de vue des guérisons, quelques-unes des observations publiées sont vraiment impressionnantes, par la rapidité avec laquelle l'action opératoire fait cesser le délire.

Mais il y a de nombreux facteurs sur lesquels j'ai insisté ailleurs et dont il n'est peut-être pas tenu un compte suffisant dans les résultats.

Dans les formes aigues, la suppression de l'alcool a une importance qu'on ne saurait méconnaître.

Suckling fait encore observer qu'à la suite des opérations pratiquées sur le rein il est indispensable de maintenir les malades au repos pendant six mois.

Or ne sait-on pas que, d'après les idées actuelles, l'alitement prolongé constitue le meilleur traitement des formes mélancoliques qui comprennent presque tous les cas observés par Suckling.

Certaines formes intermittentes peuvent à si longue échéance être justiciables des mêmes remarques.

En résumé : 1° La fréquence du rein mobile chez les aliénés a été très exagérée.

2° La théorie toxemique d'origine purement mécanique ne saurait être admise et l'altération du parenchyme, primitive ou consécutive au déplacement, doit être considérée comme la condition essentielle du délire ; dans ces conditions la chirurgie ne peut être que prophylactique. La fixation du rein peut prévenir peut-être les altérations durables du parenchyme ; elle reste sans action sur le délire dont l'apparition résulte de lésions bilatérales. L'anesthésie chirurgicale peut d'ailleurs dans ces conditions constituer un véritable danger. Seule la thérapeutique médicale, en modifiant le fonctionnement rénal, peut dans certains cas amener la cessation du délire.

La clinique seule précédant tout essai de doctrine doit nous apprendre à bien connaître les formes mentales qu'on rencontre chez les malades atteints de rein mobile.

Il est important de noter qu'elles sont essentiellement différentes de celles du mal de Bright qui ont surtout un contenu toxique.

Les formes toxiques y sont rares et se rattachent ordinairement à l'alcoolisme. La suppression de l'alcool suffit à les guérir.

Les formes mélancoliques sont au contraire fréquentes. Elles sont parfois indépendantes et non subordonnées au déplacement, comme le pense Suckling. En tout cas elles peuvent disparaître spontanément, en dehors de toute opération sous l'influence de l'alitement prolongé. L'intermittence de certaines formes peut expliquer également la guérison.

Quoiqu'il en soit de ces réserves, le rein mobile dans certaines formes mentales dépendant spécialement de l'hystérie ou de l'hypocondrie est justifiable de l'intervention chirurgicale.

Les indications opératoires sont délicates à établir.

Les considérations précédentes sur le rôle attribué à quelques organes dans la genèse de la folie démontrent combien les questions doctrinales, les défauts de méthode et parfois aussi dans certains cas, l'ignorance des opérateurs, en psychiatrie, ont obscurci la question des indications opératoires chez les aliénés.

Comme je l'ai fait pressentir au début de ce rapport celles-ci ne peuvent être établies que si l'on a tout d'abord démontré les deux propositions suivantes :

1° L'origine du délire peut dans certains cas être extra cérébrale ; c'est le postulat fondamental à la chirurgie des aliénés.

2° Une lésion périphérique donnant lieu par elle-même à une indication chirurgicale est-elle bien dans un cas particulier la cause du délire qui l'accompagne ou au contraire indépendant de celui-ci.

Quand ce rapport aura été démontré, le chirurgien pourra alors poursuivre le délire dans son foyer extra cérébral, c'est-à-dire qu'il lui sera permis d'envisager à côté de l'indication chirurgicale (condition que nous avons considéré comme essentielle) une indication nouvelle qui constituera l'indication opératoire chez l'aliéné.

Voilà bien définie l'indication opératoire dont l'étude fait l'objet de ce rapport; c'est, comme on le voit, une indication causale qui contrairement aux tendances purement doctrinales que nous avons indiquées ailleurs, vise la suppression d'une lésion véritable considérée comme génératrice du délire.

Il existe encore chez l'aliéné une indication spéciale : qui concerne non plus la cause mais le mode de traitement.

Son importance est capitale ; c'est d'elle que dépend toutes choses égales d'ailleurs, le résultat thérapeutique au point de vue mental.

Tel délire en effet né d'une lésion périphérique peut persister, s'aggraver ou guérir selon le mode de traitement auquel le chirurgien aura recours.

En présence d'une affection chirurgicale chez un aliéné nous devons dès lors envisager successivement deux indications.

1° Indication causale ;

2° Indication de la méthode thérapeutique à utiliser.

Nous allons tout d'abord nous appliquer à démontrer l'origine extra-cérébrale du délire qui conduit à la 1re indication. Pour y arriver, je laisserai de côté toute considération étrangère à la clinique et *je m'appuierai exclusivement sur les faits que j'ai personnellement observés à l'hôpital ou à l'asile d'après la méthode que j'ai indiquée.*

Délire lié à des lésions périphériques infectieuses. — J'ai pu grâce à ces faits établir, comme je l'ai dit plus haut, le rôle important de l'infection des organes et des tissus dans l'évolution de certains délires et arriver ainsi à une conception particulière du délire périphérique.

Les aliénistes sont depuis plus de 20 ans étudié avec soin l'infection aigue dans ses rapports avec le délire. C'est naturelle ment du délire qu'ils sont partis pour remonter jusqu'à la notion d'infection. Ils ont pu ainsi dégager plusieurs formes importantes.

En observant par contre les malades à l'hôpital, on suit une voie inverse, libre de doctrines : le délire s'installe parfois sur une base infectieuse ; et l'on peut en voir le début.

C'est ainsi que parmi les malades qui viennent si nombreux à l'hôpital avec des foyers infectieux (suppurations diffuse des membres, collection purulentes viscérales, pyosalpinx, cholecystite infectieuse) on constate parfois un délire transitoire qui accompagne le syndrome de la septicémie générale.

Tantôt c'est la confusion mentale simple que les médecins rencontrent si souvent dans certaines affections fébriles comme la pneumonie ou la fièvre typhoide, tantôt et le plus souvent c'est la forme classique du délire infectieux (délire total) formé de confusion mentale et d'onirisme dont notre savant collègue, le professeur Régis de Bordeaux, a montré l'identité clinique avec le délire alcoolique et que les chirurgiens confondent trop souvent avec la précédente et les accoucheurs avec la folie puerpérale.

Parfois encore on observe des accès maniaques avec ou sans automatisme comme j'en ai rapporté deux cas, l'un à la Société de chirurgie (fracture ouverte du crâne), l'autre à la Société clinique de médecine mentale. (Mars 1911) (1).

Ces formes là sont très connues et je n'y insiste pas davantage.

Mais il en est d'autres qui sont en général mal observées à l'hôpital et qui cependant sont loin d'y être rares. Ce sont les plus importantes à connaître au point de vue qui nous occupe.

Parfois elles se présentent sous la forme de délire partiel dont le contenu est en général peu systématisé.

On y observe surtout à côté de la dépression ou du découragement, les idées d'indignité, de culpabilité, d'autoaccusation, les idées de suicide, les préoccupations hypochondriaques.

Tantôt les formules délirantes sont plus précises encore ; ce sont alors les idées de persécution, les illusions, les interprétations délirantes, l'hallucination de l'ouïe.

La prédisposition joue naturellement un rôle de plus en plus important.

La précision des formes délirantes est en rapport avec le

(1) *Société clinique de médecine mentale.* Résumé. Accès maniaque survenu chez une femme de 20 ans, récemment accouchée. Avait été renvoyée de l'hôpital comme guérie, 2 jours après est envoyée au Dépôt pour désordre des idées et des actes. Entre au pavillon avec 40° de température.

Le curettage pratiqué d'urgence amène la *guérison immédiate* (certificat du médecin traitant).

degré de la prédisposition. C'est un point sur lequel j'ai insisté dans la thèse de mon élève Latapie.

L'origine extra cérébrale et infectieuse de ces troubles apparaît nettement aux yeux du chirurgien.

Le délire en effet suit dans ses diverses modalités l'évolution de la septicémie, disparaît quand l'infection guérit, soit spontanément, soit à la suite d'une intervention, et continue jusqu'à la mort quand l'infection échappe aux ressources de la chirurgie. Celle-ci manifeste très nettement son action dans ces formes de délire.

Quand il s'agit de formes chroniques d'emblée, on observe fréquemment de simples troubles de l'affectivité et de l'humeur qui disparaissent après l'opération.

Dans l'appendicite chronique ces troubles ne sont pas rares. J'en ai cité plusieurs cas. Silhol les a signalés en 1911 dans son rapport du congrès de chirurgie.

Certaines réactions mentales (1) si communes chez les malades atteints d'affections gastriques, peuvent encore être considérées comme secondaires, si l'on admet la doctrine de Bouchard. Elles disparaissent parfois avec la cause qui leur a donné naissance.

Outre les réactions mentales que nous venons de signaler, on observe encore le délire mélancolique ou hypochondriaque. Il est ordinairement lié aux infections chroniques de l'appareil génital de la femme, mais nous le retrouverons surtout à l'asile.

A l'asile, le problème est éclairé par les notions précédentes acquises à l'hôpital. On y retrouve comme nous l'avons vu plus haut les mêmes formes de délire, les mêmes lésions infectieuses locales et les mêmes symptômes de septicémie plus ou moins atténuée. Bien avant que je connaisse ces faits, la pratique journalière de la chirurgie des aliénés m'avait d'ailleurs

(1) Je ne parle que de celles qui en dehors de toute psychose ne modifient que les particularités du caractère.

A ce point de vue, j'ai dit dans mon livre qu'il fallait distinguer les particularités du caractère, de la prédisposition, que celle-ci procédait de celle-là et que déjà elle constituait un élément important de l'hypochondrie confirmée. Je crois pour ma part qu'un trouble périphérique est susceptible de créer de toutes pièces un mode pathologique de l'affectivité et de l'humeur (caractère pathologique) sous l'influence d'une prédisposition héréditaire restée jusque-là latente. Le terrain se trouve ainsi découvert par le trouble périphérique.

permis de constater qu'un certain nombre de malades opérés sur les indications ordinaires de la chirurgie en dehors de toute préoccupation doctrinale, guérissaient en même temps de l'affection physique et du trouble mental.

Telle malade présente une leucorrhée abondante. L'examen local démontre l'existence d'une endométrite prononcée du col. Je pratique l'amputation du col, d'après les indications ordinaires de la chirurgie. La malade guérit en même temps de sa lésion et du délire qui l'a amenée à l'asile.

J'en ai publié une série de cas dans la thèse de Latapie (1).

Ce sont ces faits dans lesquels la lésion locale est de nature infectieuse et le contenu du délire souvent identique à celui des délires à base infectieuse qui m'ont conduit à fixer la relation du délire avec l'infection chez les malades internés et d'orienter la chirurgie des aliénés dans une voie nouvelle.

De même en effet qu'à l'hôpital, j'avais pu guérir certaines formes du délire infectieux (total ou partiel) en supprimant la cause, de même à l'asile, je m'appliquai à supprimer tous les foyers infectieux chez les aliénés dont le délire avait le contenu des délires infectieux.

C'est alors qu'apparaît le conflit avec un certain nombre d'aliénistes.

Quelques-uns refusent toute destinction entre les infections aiguës et chroniques.

Pour eux, ces dernières doivent rentrer dans le cadre des infections aiguës : le délire qui les accompagne ne saurait avoir aucune assimilation avec le délire d'origine periphérique. (Vigouroux).

J'ai montré ailleurs qu'il était arbitraire de rejeter l'infection chronique de l'étiologie des délires periphériques et qu'on devait réserver aux formes aiguës la dénomination de délire infectieux.

Certes dans les deux cas, le délire a une origine infectieuse, mais il convient cependant de les différencier.

Dans la forme aiguë, l'infection générale masque l'infection localisée ; celle-ci d'ailleurs peut manquer.

Dans la forme chronique, sauf des cas exceptionnels il

(1) Latapie, thèse doctorat, Paris 1908. Etats mélancoliques et états infectieux chroniques et latents d'origine chirurgicale.

existe toujours un foyer infectieux viscéral latent et profondément situé. Des phénomènes d'infection générale ont pu accompagner son évolution au début; ils ont depuis complètement disparu; parfois ils n'ont jamais existé. Le délire a survécu à ceux-ci : il est devenu persistant et constitue toute la maladie.

Nous venons d'envisager les cas où le délire peut avoir le même contenu que le délire d'infection. En général il revêt une forme différente (1). On observe ordinairement le délire mélancolique ou hypochondriaque dont les relations avec l'infection sont évidentes dans un certain nombre de nos observations.

D'ailleurs, ce délire s'observe parfois à l'occasion de lésions périphériques non infectieuses. Ce rapport accepté à l'heure actuelle, comme nous le verrons plus loin, par quelques aliénistes (folies réactionnelles), plaide en faveur du rattachement de toutes les lésions périphériques à l'étiologie d'une classe particulière de délire.

J'ai dit plus haut qu'on les considérait comme de faux aliénés. Or, aux arguments administratifs sur lesquels j'ai déjà insisté et qui justifient la présence de ces malades à l'asile, nous pouvons ajouter des arguments scientifiques importants. En effet, la disparition en cas d'infection chronique des éléments principaux du syndrome infectieux (fièvre ou modification du pouls), la survivance du délire qui, désormais, occupe le premier plan, son organisation variable selon le degré des tares héréditaires, et sa permanence apparente constituent autant de faits qui autorisent le Psychiatre à considérer ces malades comme des aliénés véritables.

Enfin, la curabilité du délire sous l'influence d'une action chirurgicale ne saurait faire méconnaître son véritable caractère.

Dans le cas que j'ai présenté avec mon collègue Capgras à la Société de psychiatrie, la permanence du trouble mental (confusion mentale) n'était qu'apparente et due à une lésion de l'appendice. La malade guérit (1).

Dans un autre cas présenté avec Leroy à la Société clinique

(1) M. le professeur Régis a rattaché certaines formes de la démence précoce à la confusion chronique d'origine infectieuse.

(2) *Société de Psychiatrie*, 18 novembre 1911. Confusion mentale et appendicite. Guérison après intervention chirurgicale par M. Picqué et Capgras. Résumé Mad.

de médecine mentale il en était de même pour une crise d'agitation maniaque et qui guérit très rapidement par l'extirpation du cœcum tuberculeux (1).

Dans ces faits la notion de lésion périphérique et d'infection se trouvent étroitement combinées. Aussi me paraissent-ils probants.

Déductions thérapeutiques tirées de la notion d'infection. — Si en dehors du délire infectieux proprement dit on admet l'existence d'un foyer d'infection chronique à la base de certains délires d'origine périphérique, on en pourrait conclure que l'indication qui en découle ne présente rien de nouveau et que les aliénistes ont de tout temps conseillé la suppression chez l'aliéné de tous les foyers infectieux.

Mais il y a loin du but humanitaire qu'ils poursuivent à l'indication spéciale que nous posons actuellement.

On conviendra, en outre, qu'à côté des foyers superficiels et siégeant sur les membres, il en est dont la recherche est souvent difficile, à preuve les cas nombreux où elle est méconnue ou contestée.

C'est qu'en effet les foyers peuvent être profonds et insidieux ; il faut alors pour les déceler un examen somatique minutieux et systématique, principalement dans certaines formes de délire dont on connaît les rapports habituels avec l'infection.

X. 27 ans. Passé pathologique chargé, en 1911 présente un délire onirique avec idées mystiques et érotiques, hallucination de l'ouïe et de la vue. La malade est placée au pensionnat de Ville-Evrard. Certificat immédiat : excitation maniaque, agitation très vive, logorrhée, incohérence, paralysie complète de l'attention, confusion mentale, désorientation, idées délirantes mystiques, érotisme, gatisme passager. (Roques de Fursac). L'examen pratiqué par M. Picqué démontre l'existence d'un appendicite chronique greffé sur un état intestinal ancien. L'opération est pratiquée le 17 mars. Les lésions de l'appendice sont nettes. La guérison est définitive au mois d'octobre.

(1) Toutes ces observations sont soumises au contrôle que nous avons indiqué plus haut, je n'y reviens pas.

Société clinique de médecine mentale, 19 juillet 1909. Femme de 30 ans, certificat immédiat 1908. Dégénérescence mentale avec excitation, maniaque déclamations, propos incohérents, vagues idées de persécution contre son beau-frère.

La malade reste dans cet état du 27 décembre 1908 au 17 avril 1909, à ce moment abcès de la région inguinale droite, M. Picqué constate qu'il existe une tuberculose du cœcum, extirpation du cœcum. La guérison mentale survient en quelques jours (certificat du médecin traitant).

C'est dans ces cas difficiles qu'on est exposé à attribuer aux troubles accusés par les malades une origine cérébrale comme chez certains malades dont nous avons publié l'observation.

Quand le foyer a été découvert, il faut encore tenir compte d'une série de contre-indications opératoires d'ordre mental dont l'étude constitue une nouvelle difficulté pour le chirurgien aliéniste.

Chez tel malade, en effet, il est parfois préférable pour le soustraire aux dangers d'un traumatisme psychique, de laisser un foyer d'infection chronique s'éteindre spontanément quand surtout la durée de ce travail ne doit pas dépasser certaines limites. Chez tel autre, au contraire, il convient d'agir de suite.

La détermination en restera toujours fort délicate.

Il est encore des questions de technique dont il faut tenir compte et qui nous ramènent à la deuxième indication relative au mode thérapeutique à utiliser dans les diverses variétés de psychoses.

Du délire lié à des lésions périphériques non infectieuses. — En outre de la notion d'infection qui nous paraît capitale, quelques aliénistes admettent un élément spécial dans la genèse périphérique de l'idée délirante.

Au cours de la discussion qui s'est élevée en 1909 à la Société Médico-Psychologique sur l'origine des délires, Vigouroux et Sollier ont reconnu qu'à côté de l'hypochondrie congénitale ou constitutionnelle il convenait d'envisager une classe de malades qui ne sont que des Interprétateurs hypochondriaques de troubles organiques (1).

Legrain de son côté a émis l'opinion qu'à côté des « Folies essentielles », il existe des folies qu'il qualifie de réactionnelles et dont le domaine serait immense.

D'autre part Sérieux dans son livre sur les folies raisonnantes reconnaît qu'on tend de plus en plus à admettre que l'idée hyponchondriaque est l'interprétation fausse de sensations réelles et il rappelle que des observations récentes prouvent que les plaintes exagérées de certains malades tenues pour des

(1) Il faut distinguer cette forme d'interprétation délirante du vrai délire d'interprétation.

hallucinations cenesthésiques ont en réalité pour origine des troubles viscéraux.

Il y a quelques années, au congrès de Rennes, Roy avait été beaucoup plus loin.

Dans son rapport sur l'hypochondrie symptomatique, il admettait que tous les états hypochondriaques sont symptomatiques de quelque affection déterminée, thèse qui se trouve en contradiction flagrante avec les enseignements de la clinique et qui le conduisit d'ailleurs à des exagérations qui enlevèrent à celle-ci toute portée scientifique et qui ne tendaient rien moins dans la pratique qu'à ouvrir à la chirurgie la voie la plus stérile et aussi la plus dangereuse.

Il convient toutefois de reconnaître qu'on peut détacher à l'heure actuelle du cadre de l'hypochondrie essentielle quelques formes qui sont symptomatiques conformément à l'opinion des précédents auteurs.

La prédisposition y joue naturellement un rôle prépondérant et son degré commande l'évolution de l'idée hypochondriaque.

A ce point de vue l'hôpital fournit encore un champ excellent d'observation pour les formes de début. Le chirurgien y est en effet bien placé pour observer en terrain prédisposé la genèse de l'idée délirante et son évolution sous l'influence d'une affection chirurgicale.

L'étude des psychopathies génitales chez l'homme et chez la femme est particulièrement instructive.

En dehors de l'infection, les affections qui peuvent conduire à l'interprétation délirante sont nombreuses. Chez la femme, ce sont les troubles de la menstruation, les tumeurs diverses de l'appareil génital, les déplacements utérins.

Chez l'homme, les malformations, les maladies diverses (lithiase, tumeurs, retrécissement, les affections du testicule, le varicocèle, etc.).

Au début les psychopathies sont en général bénignes quand la prédisposition héréditaire n'est pas très prononcée. Elles cèdent à la thérapeutique chirurgicale simple ou associée à la psychothérapie. Tous les chirurgiens ont observé des faits de ce genre.

On comprend d'autre part l'existence des formes persistantes et rebelles à toute thérapeutique quand le rôle de l'hérédité devient prépondérant; ce sont celles qu'on observe à l'asile : on s'y heurte le plus souvent d'ailleurs à l'hypochondrie essentielle et aux troubles primitifs de la cenesthesie qui engendrent des syndromes fonctionnels sans substratum anatomique : il n'est pas toujours facile de séparer les formes symptomatiques.

On admettra toutefois qu'on y peut rencontrer des cas où la systématisation et la permanence, comme je l'ai dit plus haut, tiennent non plus au degré de la prédisposition mais à l'ancienneté des lésions et peuvent disparaître par une intervention trop longtemps différée (1).

Ces cas sont exceptionnels : il sera toujours difficile de les reconnaître.

Il résulte des développements qui précédent que la preuve thérapeutique établie d'après la méthode chirurgicale sur des cas dont le nombre augmente chaque jour, peut seule permettre de fixer l'origine extra cérébrale du délire et de conduire en conséquence *à l'indication causale*, qu'il s'agisse d'ailleurs d'un délire à base infectieuse ou de folie réactionnelle.

Voilà comment peut être démontrée, en s'appuyant sur les seuls faits de la pratique, la première proposition qui sert de base aux indications opératoires.

Mais il en est une deuxième dont la démonstration est également indispensable. Je l'ai formulée plus haut dans les termes suivants : *Une lésion periphérique donnant lieu par elle-même à une indication chirurgicale est-elle bien dans un cas particulier la cause du délire qui l'accompagne ou au contraire indépendante de celui-ci?*

On ne saurait trop répéter, en effet, que l'existence d'une affection chirurgicale intéressant un « organe privilégié » comme l'utérus ou le testicule, n'implique pas, comme beaucoup le croient, un rapport de causalité.

Le trouble mental est souvent indépendant comme dans certaines formes du varicocèle par exemple (2). Il persiste alors

(1) A la Société Médico-Psychologique, au cours de la discussion, quelques aliénistes n'ont pas d'ailleurs hésité à reconnaître dans certains cas l'utilité de l'intervention.

(2) Dans le varicocèle l'hypochondrie qu'on y rencontre souvent est rarement symptomatique. Ordinairement cet état est antérieur, comme dans une forme

malgré l'intervention, mais le plus souvent il s'aggrave sous son influence pour aboutir à une Psychose post opératoire.

Dans l'état actuel de nos connaissances, nous ne pouvons établir cette corrélation que dans un très petit nombre de cas.

1° En l'absence du syndrome clinique de l'infection qui caractérise le délire infectieux, tout accès maniaque avec ou sans hallucination, tout délire onirique accompagné ou non de confusion mentale, certaines formes de délire mélancolique ou hypochondriaque doivent faire penser à l'existence possible d'*une lésion chirurgicale infectieuse* profondément située et latente.

2° De même, certaines formes de délire hypochondriaque doivent être tenues conformément à l'opinion de quelques Psychiatres autorisés pour des interprétations hypochondriaques délirants de lésions périphériques non infectieuses.

Dans le cas précédent, l'indication est facile à remplir; ici au contraire elle exige du chirurgien une connaissance approfondie du terrain hypochondriaque et un dosage exact des préoccupations hypochondriaques (1).

Il convient de se rappeler en effet que l'intervention peut, dans les conditions que nous avons envisagées, aggraver le délire.

A l'asile, les cas sont encore peu nombreux qui démontrent l'influence favorable de la chirurgie.

J'ai publié toutefois quelques cas très nets dont les premiers ont permis à Roy d'ouvrir dans son rapport de Rennes un chapitre de thérapeutique chirurgicale appliquée au traitement de l'hypochondrie symptomatique.

Prédisposition héréditaire et terrain pathologique. — En étudiant dans les pages qui précèdent le rôle d'une lésion périphérique dans la genèse du délire, nous avons plusieurs fois parlé de la prédisposition héréditaire et de certains états cérébraux.

intéressante que j'ai désignée sous le nom de varicocèle mental. La douleur est rapportée par le malade ou par le médecin à un varicocèle qui n'existe pas. Parfois, les malades sont opérés à tort. J'ai cité dans un travail le cas bien curieux d'un malade qui fut opéré six fois.

(1) J'ai montré dans mon livre combien ce dosage est difficile, parce que nous ne pouvons le faire que par une véritable introspection comparée, c'est-à-dire au travers de notre personnalité essentiellement variable.

Mais nous n'avons envisagé ces états que par rapport à l'acte opératoire.

Cette étude nous a permis d'expliquer certaines réactions mentales à la suite des interventions et d'établir des contre indications opératoires qui avaient échappé jusqu'ici à la sagacité des auteurs.

Elle nous a également permis d'interpréter utilement les résultats opératoires obtenus (retard de guérison mentale; échecs ou récidive de l'état mental antérieur).

Or, il convient maintenant d'étudier ces états dans leurs rapports avec une lésion périphérique. Le chirurgien doit connaître en effet le mode de réaction du cerveau sur une lésion périphérique et les modifications qui peuvent dès lors en résulter dans les syndromes fonctionnels liés à celle-ci.

L'étude de ces réactions d'origine centrale nous est indispensable au point de vue des indications opératoires; elle nous permet de nous mettre à l'abri d'erreurs fréquentes de diagnostic et d'éviter ainsi des interventions inutiles quand le syndrome fonctionnel ne s'accompagne pas d'une lésion véritable.

Cette étude complète donc les chapitres précédents au point de vue des indications et contre indications opératoires, elle est encore justifiée parce que les réactions périphériques entraînent parfois des réactions mentales concomitantes ou consécutives. Nous envisagerons successivement le terrain hystérique et hypochondriaque.

Du terrain hystérique. Les indications opératoires chez les hystériques n'ont jamais été établies d'une façon bien précise.

Les médecins estiment d'une façon générale que l'intervention chirurgicale pratiquée chez les hystériques a les plus grandes chances d'améliorer et de guérir l'hystérie.

C'est d'ailleurs la conclusion à laquelle aboutit Maillard dans son récent rapport à Amiens (congrès de 1911).

Je pense pour ma part que les indications opératoires chez les hystériques sont fort délicates à établir et qu'elles exigent la connaissance préalable du terrain hystérique et des conditions générales qui y favorisent l'éclosion d'une série de réactions psycho-physiologiques.

Le problème de l'intervention chez l'hystérique est double. Tout d'abord, il convient d'établir si en dehors des cas où la vie est menacée à brève échéance on peut opérer une hystérique sans craindre d'aggraver l'état préexistant.

C'est la contre indication opératoire d'ordre mental qu'il faut rechercher ici comme dans toutes les catégories de psychopathes.

Il faut à cet effet tenir compte des réactions psychiques plus ou moins marqués que présentent les malades et redouter principalement chez celles qui présentent de grandes réactions mentales, les traumatismes psychiques si fréquentes après les opérations et qui sont susceptibles de provoquer dans ces conditions, des réactions mentales pathologiques. La limite, on le conçoit, est souvent délicate à établir.

Quoi qu'il en soit, il importe de savoir qu'il existe une catégorie d'hystériques en imminence de troubles mentaux et chez lesquels il faut se montrer très réservé au point de vue de l'intervention que beaucoup d'entre elles réclament parfois avec insistance et se borner à la chirurgie d'urgence.

La question qu'il me faut envisager principalement dans ce rapport est celle des Indications opératoires proprement dites.

A ce point de vue nous devons étudier séparément l'action de la chirurgie sur l'hystérie elle-même et sur ses manifestations périphériques.

Sous cette dénomination, nous envisageons certaines réactions subjectives étudiées par notre collègue Claude au congrès de Genève en 1907. Celles-ci méritent bien de trouver place à côté des troubles primitifs de l'hystérie : elles intéressent plus particulièrement le chirurgien parce qu'elles démontrent le rôle des lésions périphériques dans leur genèse.

Le distingué neurologiste dit expressément « qu'en dehors des associations hystéro-organiques bien connues il estime que telle altération organique qui pourrait rester latente et ne se caractériser que par des signes difficiles à mettre en évidence « apparaît d'une façon éclatante » parce que l'hystérie vient amplifier le trouble fonctionnel » (1) la manifestation est ainsi sous la dépendance d'une lésion périphérique et celle-ci en constitue le noyau organique.

(1) C'est ainsi qu'on peut expliquer les faits publiés en 1870 par Chrobach sur les rapports de l'hystérie et du rein mobile 8 cas sur 19, ceux de Goelet de New-York en 1905, de Harlan de Cincinnati, de Scheffer, cité par Albarran.

Cette conception confirme ce que la pratique m'a appris depuis de longues années et c'est à peu près dans ces termes qu'observant dans un milieu bien différent, j'ai exprimé mon opinion sur les réactions que peut exercer le cerveau d'un hystérique sur une lésion périphérique.

Mais c'est alors que se pose un problème clinique délicat à résoudre.

Quelques auteurs ont émis l'opinion que l'hystérique est capable de créer de toutes pièces non seulement un symptôme comme la douleur mais encore un syndrome fonctionnel pouvant simuler la péritonite, l'occlusion intestinale, la sténose pylorique ou l'appendicite aiguë.

Il est certain que les causes d'erreur sont nombreuses chez les hystériques. Je les ai récemment envisagées dans un mémoire présenté à l'académie de médecine, le 25 février 1913.

Il faut évidemment qu'en présence d'un syndrome fonctionnel chez une hystérique, le chirurgien, avant de poser l'indication opératoire, fixe d'une façon précise l'existence de la lésion qui correspond habituellement à ce syndrome (1). J'ai publié dans mon récent volume une statistique d'Angelucci portant sur 109 cas et qui montre les résultats déplorables obtenus chez les hystériques.

Parfois la réaction périphérique s'accompagne, comme je l'ai dit, d'une réaction mentale. Celle-ci peut affecter plusieurs formes. Tantôt la déformation du syndrome fonctionnel habituellement inconsciente devient consciente et c'est volontairement que le malade exagère les symptômes subjectifs.

Tantôt il les simule entièrement. Tantôt enfin, la réaction mentale peut affecter la forme délirante.

La connaissance de ces réactions est, on le conçoit, indispensable pour fixer d'une façon précise les indications opératoires.

Il résulte des considérations précédentes qu'une intervention chirurgicale peut supprimer chez l'hystérique les manifestations fonctionnelles périphériques et centrales, liées à une lésion chirurgicale bien nette.

(1) En ce qui concerne la douleur, j'ai montré dans mon livre comment on pouvait se mettre à l'abri des causes si fréquentes d'erreur.

J'en ai publié deux observations dans mon travail à l'académie de médecine (1).

Quant aux réactions mentales isolées à forme délirante (folie hystérique), sont-elles susceptibles de disparaître par la suppression d'une lésion provocatrice?

Je n'ai pas à ma disposition de faits suffisamment probants pour émettre une opinion à cet égard.

Peut-on enfin espérer une action efficace de la chirurgie sur le terrain hystérique lui-même par la suppression de l'agent provocateur, conformément à la conception de quelques neurologistes actuels? Là encore je ne possède aucun fait qui m'autorise à penser que le terrain hystérique puisse être modifié par une intervention chirurgicale.

Du terrain hypochondriaque. — La connaissance du terrain hypochondriaque est comme chez l'hystérique indispensable pour apprécier les modes de réaction du cerveau sur les syndromes fonctionnels et établir dans certains cas des contre indications opératoires.

Or ce qui a été dit plus haut sur les folies symptomatiques en dehors de l'infection concerne spécialement les hypochondriaques et nous dispense d'entrer ici dans de longs développements.

L'interprétation fausse de sensations parfois réelles qui pour quelques aliénistes caractérise certaines formes d'hypochon-

(1) *Hystérie et chirurgie. Académie de médecine,* 25 février 1913. Obs. Résumé. R. 27 ans, en 1910. Douleur localisée au niveau de la région épigastrique et de la fosse iliaque opaque droite sous forme d'élancements aigus qui se reproduisent fréquemment : en 1910 l'acuité devient telle que la malade n'a plus aucun répit. Au niveau de la fosse iliaque la douleur se présente sous forme de crises très rapprochées. Les vomissements sont fréquents ; en octobre la malade cesse tout travail. Il existe une douleur très nette au point de Mac Burney. Le diagnostic d'appendicite est évident, Stigmates hystériques nombreux. Un médecin des hôpitaux s'oppose à toute intervention M. Picqué devant la gravité des accidents pratique l'opération. L'appendice présente des lésions nettes. La guérison est immédiate et se maintient.

2me obs., résumé. Jeune fille de 20 ans hystérique, opérée en 1904 à Ste-Anne. Accidents graves d'appendicite simulant une perforation d'ulcère gastrique. Début brusque. Vomissements porracés. Pouls 144. Température 37. Douleur abdominale diffuse.

L'appendice est peu malade. M. Picqué fait par une deuxième incision, l'exploration de l'estomac et du duodenum. Cette recherche est négative. La malade guérit.

drie dite symptomatique entraîne l'exagération des syndromes fonctionnels. J'ai indiqué plus haut les affections qui, chez l'homme et chez la femme, conduisent le plus souvent à cette forme de l'hypochondrie.

Or, cette exagération est en général moins compliquée que chez l'hystérique : elle porte spécialement sur l'élément douleur ; celle-ci est le plus souvent hors de proportion avec le substratum organique sous jacent.

Telle affection ordinairement indolente devient plus ou moins douloureuse.

J'ai montré ailleurs (1° Méthode chirurgicale en médecine mentale. Académie de médecine; 2° Condition de l'intervention chirurgicale chez les hypochondriaques. Revue de Psychiatrie, 1906) que le dosage des troubles subjectifs constitue une délicate étude de Physiologie pathologique et de clinique.

Celle-ci est indispensable au chirurgien : elle lui permet dans le plus grand nombre de cas de séparer ces formes encore peu nombreuses, de l'hypochondrie essentielle qui entraîne des sensations fausses sans substratum organique.

Deuxième indication. Méthode thérapeutique à utiliser. Il ressort de l'étude que nous venons de faire que la suppression d'une lésion periphérique pratiquée dans des conditions déterminées peut amener la suppression du trouble mental qu'elle tient sous sa dépendance.C'est l'indication causale.

Or, il est une deuxième indication, solidaire de la précédente et qui du moins vient la compléter.

Elle vise la méthode thérapeutique qu'il convient d'utiliser. Celle-ci doit en effet varier selon les formes mentales.

Dans certains cas le choix s'impose.

Il est certain que s'il s'agit d'un cancer, la chirurgie seule peut, actuellement du moins, le supprimer.

Dans d'autres affections, processus inflammatoire ou tuberculose par exemple, le traitement médical ou conservateur peut amener la guérison.

L'intervention chirurgicale n'est pas toujours nécessaire. Que faut-il faire alors?

Dans les conditions ordinaires, la réponse est facile et c'est au traitement médical qu'il convient de recourir.

Il en va tout autrement chez certaines catégories d'aliénés, J'ai remarqué depuis longtemps que les traitements de longue durée sont mal supportés par les mélancoliques ou les hypochondriaques. (Psychothérapie et Psychothérapeutique chirurgicale. Académie de médecine 1912).

D'une façon générale, l'alitement forcé qui en est le plus souvent la conséquence quand il s'agit d'affection portant sur les membres inférieurs ou certains organes abdominaires est une cause réelle d'aggravation.

J'en ai cité plusieurs cas intéressants et montré avec Juquelier dans un travail spécial (chirurgie des aliénés 8e volume) que ces résultats n'étaient pas en contradiction avec ceux obtenus par l'alitement dans le traitement des mélancoliques.

Il convient donc d'éviter chez ces malades les traitements qui exigent un alitement prolongé. Aussi les traitements dits conservateurs ne sauraient en général leur convenir.

Quand ceux-ci cependant sont jugés nécessaires pour le traitement d'une affection du membre inférieur une fracture par exemple, on peut recourir à l'emploi des appareils de marche pour supprimer l'alitement et ses inconvénients.

Quand au contraire il s'agit d'une affection pelvienne, il faut alors renoncer au traitement conservateur, parce que l'alitement en est l'élément indispensable et recourir d'emblée aux divers procédés de la méthode sanglante.

En dehors de la question d'alitement, la longue durée de l'affection, sa chronicité suffisent pour déterminer le chirurgien à abandonner tout traitement médical ou conservateur, qu'il emploierait à l'état normal, pour recourir d'emblée à une intervention sanglante.

Tel est le cas d'une infirmière mélancolique atteinte d'une affection chronique du genou que j'ai guérie en trois semaines d'un accès grave, en remplaçant le traitement conservateur par une resection du genou. (Chirurgie des aliénés, recueil de Travaux.)

Chirurgie des aliénés (Recueil des travaux, 4e volume). Obs. Résumé. Arthrite tuberculeuse du genou chez une infirmière. Immobilisation pendant 6 mois. Résultat nul. L'alitement amène un état mélancolique caractérisé par de la tristesse, de l'abattement accompagné du refus de nourriture avec tendance au suicide. M. Picqué pratique une resection du genou suivie de guérison rapide. Disparition des accidents cérébraux.

Tel est encore celui d'un mélancolique anxieux que j'ai présenté à la Société de Psychiatrie et auquel j'ai pratiqué la Prostactectomie pour une Prostatite chronique.

Société de Psychiatrie, février 1912. Prostatite chronique et délire mélancolique. Guérison à la suite d'une Prostatectomie. Obs. Résumé. M. 39 ans entre au Pavillon le 4 juillet 1907. Certificat immédiat : Délire mélancolique avec préoccupation hypochondriaque, découragement, plaintes, lamentations, tentative de suicide. L'observation complète a été rédigée par M. Juquelier. C'est à la suite d'une blennorrhagie consécutive à un coit extra conjugal qu'apparaissent les premières idées mélancoliques.

Il persiste un suintement prostatique contre lequel le traitement local échoue. L'examen de la prostate démontre l'existence d'un petit noyau du volume d'un poids (foyer limite de Prostatite chronique).

La Prostatectomie est pratiquée le 17 juillet. Après l'opération, l'anxiété a redoublé tant qu'a persisté le suintement urinaire par le périnée. Au mois de septembre, les idées mélancoliques disparaissent (certificat du médecin traitant).

C'est un des côtés intéressants de cette chirurgie des Psychopathes de faire naître une *indication opératoire spéciale parfois différente et souvent opposée à l'indication chirurgicale ordinaire*.

L'agitation maniaque peut fournir au chirurgien des indications variables. Quand elle est d'origine infectieuse, l'intervention est naturellement indiquée mais il faudra tenir compte encore de la nature de l'opération jugée nécessaire et des soins consécutifs qu'elle comporte. Par contre, quand il s'agit d'agitation temporaire que l'on peut observer dans certaines formes mentales intermittentes, le chirurgien devra s'abstenir dans les conditions ordinaires et n'intervenir qu'en cas d'urgence.

Technique opératoire. — Si, comme nous venons de le voir, la méthode thérapeutique est susceptible de varier selon l'état mental du malade, la technique opératoire ne l'est pas moins.

Chez les malades que nous venons d'envisager, les opérations palliatives doivent être le plus souvent évitées quand celles-ci déterminent des infirmités permanentes et souvent écœurantes. C'est ainsi que les fistules urinaires destinées à combattre les accidents de l'hypertrophie prostatique, les fistules stercorales qu'on établit dans certains cas d'occlusion intestinale, aggravent les prédispositions hypochondriaques et peuvent entraîner le délire.

Là, la relation est encore évidente (1).

(1) *Société de chirurgie*, 1908. Obs. Résumé. 1° malade traitée à l'hôpital pour un étranglement herniaire : anus contre nature. Accès de mélancolie anxieuse avec

J'ai publié des cas où j'ai pu guérir le trouble mental en fermant une fistule urinaire ou stercorale. Mais il y a des limites et j'ai récemment échoué dans un cas de fistule stercorale. L'état mental ne s'est pas modifié.

Dans l'ordre de la chirurgie curative, la voie abdominale doit-être, chez les mêmes malades, préférée à la voie vaginale. J'en ai donné les raisons (Psychothérapie et psychothérapeutique chirurgicale, *loco citato*).

On comprend encore pourquoi les divers procédés de la méthode italienne pour la réparation des larges pertes de substance ne peuvent également convenir aux mélancoliques, aux hypochondriaques et aux malades agités.

Par ces quelques exemples on voit l'importance du choix de la méthode thérapeutique dans certaines formes mentales.

L'oubli ou l'ignorance de règles en apparences secondaires suffisent pour faire échouer au point de vue mental une intervention qui se trouve parfaitement justifiée d'ailleurs par les rapports légitimes qui existent entre la lésion périphérique et le trouble mental.

Les soins consécutifs jouent encore un grand rôle dans le succès de l'opération.

La psychotherapie y tient une place importante que j'ai précisée dans ma communication à l'Académie de Médecine.

DES INDICATIONS OPÉRATOIRES AU POINT DE VUE MÉDICO-LÉGAL

Les indications opératoires envisagées au point de vue médico-légal soulèvent les plus délicats problèmes.

Il convient de rappeler tout d'abord au début de cet exposé que grâce aux efforts de psychiatres actuels de tous les pays, l'aliéné considéré naguère comme un incurable qu'on enfermait dans un but de protection sociale, est devenu un malade

tendance au suicide. Le traitement de l'anus amène la disparition totale du délire.

2° cas : névropathe avec antécédents héréditaires. Accès de mélancolie anxieuse à la suite d'une cystostomie sus pubienne. La fermeture de la fistule amène la guérison définitive du délire.

qui a le droit de bénéficier de toutes les ressources de la thérapeutique médico-chirurgicale.

En ce qui concerne la chirurgie, celle-ci peut lui être utile au cours d'un internement temporaire dans trois circonstances bien différentes.

Tantôt c'est une affection intercurrente qui peut entraîner rapidement la mort.

Tantôt c'est une maladie portant sur la continuité des membres, en général une articulation que si elle n'est pas traitée à temps peut entraîner un trouble fonctionnel plus ou moins grave qui le mette dans l'impossibilité de subvenir à ses besoins ou à ceux de sa famille une fois rentré dans la vie commune.

Tantôt enfin c'est une affection périphérique qui peut jouer un rôle plus ou moins important dans l'étiologie du délire. La chirurgie peut dès lors, exercer une influence heureuse sur l'évolution ou la guérison du délire.

Or, comment l'intervention peut-elle être pratiquée ?

Dans les conditions ordinaires, le malade donne l'autorisation. Or, l'aliéné n'est pas *compos sui*; on ne peut ni lui expliquer les motifs d'une intervention ni obtenir de lui l'autorisation nécessaire.

D'autre part, la loi de 1838 est muette à cet égard.

A défaut d'un texte de loi, j'ai introduit depuis longtemps la demande d'autorisation aux familles.

C'est là une formule nécessaire et commode qui simplifie beaucoup le rôle du chirurgien. Elle supprime toute récrimination de la part des familles.

Une opération est jugée nécessaire, une demande d'autorisation est adressée à la famille. Si elle refuse, le chirurgien s'abstient.

Malheureusement, ce *modus faciendi* est dans un grand nombre de cas contraire à l'intérêt des malades et il entraîne parfois des abus révoltants que j'ai signalés dans un article publié dans la *Presse médicale* le 27 mai 1911.

La famille est représentée en effet non seulement par les ascendants mais encore en leur absence par les collatéraux et même par les descendants.

D'autre part le droit des parents représente une délégation temporaire qui prend fin quand le malade quitte l'asile guéri.

Celle-ci n'est vraiment respectable que si elle est utilement exercée au mieux des intérêts de l'aliéné. Il faut qu'elle soit à la fois intelligente et désintéressée; elle n'est souvent ni l'un ni l'autre.

Nous trouvons parfois chez les ascendants de véritables aliénés, des sujets atteints de tares cérébrales ou simplement inintelligents qui refusent systématiquement une intervention qui pourrait sauver l'existence de celui dont ils ont temporairement la charge morale.

Parfois il est des familles qui obéissent à des mobiles honteux.

J'ai plusieurs fois reçu l'aveu cynique de gens qui s'opposaient à une opération nécessaire dans le but d'abréger par la mort la durée des frais de séjour dans l'établissement ou de recueillir plus rapidement un héritage.

Il est, encore, des gens qui ne veulent pas prendre de responsabilités et prétendent laisser la détermination à la volonté du malade.

Le plus souvent, le malade refuse : son acceptation d'ailleurs ne peut avoir aucune valeur légale.

Quoiqu'il en soit, la famille excipe de son refus pour s'opposer à une intervention que le malade s'il était « compos sui » serait le premier à solliciter.

J'ai cité des exemples de chacune de ces catégories (1).

Voilà dans certains cas, beaucoup plus fréquents qu'on ne le croit, la valeur intellectuelle ou morale de gens auxquels des usages traditionnels mais nullement légaux confient l'intérêt de nos malades.

Dans un trop grand nombre de circonstances, nous sommes réduits à une impuissance bien funeste.

Et c'est ainsi qu'en l'absence d'un texte légal la Société qui exerce ses droits de protection légale sur les biens de l'aliéné est dépourvue d'action sur le maintien de sa santé (Extrait de mon rapport 1903 à la Société de médecine légale).

Il y a plus et le chirurgien qui, dans l'état actuel de la législation, se trouve dans l'impossibilité de guérir les malades qui lui sont confiés, se trouve également et pour les mêmes raisons, empêché de les examiner.

(1) De la protection légale de la santé de l'aliéné L. Picqué, *Presse médicale* 27 mai 1911.

Les familles peuvent lui interdire même d'examiner l'état des organes profonds et de fixer ainsi la part des lésions périphériques dans la genèse du délire.

Pour les mêmes raisons, la pratique de la ponction lombaire si utile en Psychiatrie pour le diagnostic de certaines affections peut devenir impossible.

Que faire pour remédier à une situation aussi navrante?

En 1876, M. Billod, médecin en chef des asiles, déclarait devant la Société médico-psychologique où il avait posé la question, que le médecin aliéniste devait se placer uniquement en face de sa conscience et de l'intérêt du malade, et qu'il lui reconnaissait « le droit et le devoir d'opérer malgré les familles ». Quelques années plus tard, notre collègue Briand formulait la même opinion en ce qui concerne « les malades placés d'office ». Solution inacceptable encore, en ce temps où les questions de responsabilité sont si singulièrement envisagées par certains magistrats.

Certes dans le cas où la vie de l'aliéné est compromise à brève échéance et où l'action du chirurgien ne saurait être différée, celui-ci n'a évidemment qu'à consulter sa conscience; mais en dehors de ceux-ci je ne saurais, pour ma part, accepter vis-à-vis d'un aliéné privé de sa liberté morale cette action sans contrôle qui, si au demeurant elle est parfaitement légitime, est toujours susceptible de prêter à la critique.

Et cependant la question se pose de la façon suivante : la Société a interné un malade malgré sa volonté. Elle a par cela même contracté des devoirs vis-à-vis de lui. Parmi ceux-ci, l'un des plus importants est de maintenir l'intégrité de sa santé physique pour qu'une fois guéri de son affection mentale il puisse reprendre sa place dans la Société.

Elle doit avoir le droit de le soigner. Or, l'administration à laquelle celle-ci délègue ses pouvoirs est le plus souvent désarmée. Le malade, s'il était *compos sui*, serait le premier à demander le traitement que réclame son état. Or, son entourage, ignorant ou cupide, refuse l'intervention nécessaire. Celui-ci attend souvent avec impatience la mort du malade pour hériter. Pourquoi autoriserait-il une opération qui peut le guérir? Monstrueuse logique qui, comme nous venons de le voir, sert malheureusement de guide à bien des familles (1).

(1) Picqué, Rapport soc. de méd. légale, 1902.

Persuadé donc qu'il y aurait intérêt à soustraire les malades qui nous sont confiés au veto souvent intéressé des familles, je me suis appliqué depuis plus de dix ans à la solution de ce poignant problème.

J'ai fait à la société de médecine légale une série de communications en 1898, en 1902, en 1905. Deux commissions ont été nommées : M. Lefuel, conseiller à la Cour d'appel, a été rapporteur de la première. J'ai été moi-même rapporteur de la deuxième. Des discussions ont eu lieu qui ont abouti à des vœux importants.

J'ai inspiré à deux de mes élèves, Latapie et Vallet, leurs thèses de doctorat en droit : *Sur la protection légale de la santé de l'aliéné*. Mais les limites de ce rapport ne me permettent pas de passer en revue tous les éléments juridiques que j'ai eus à envisager. Le lecteur pourra d'ailleurs consulter mes volumes sur la chirurgie des aliénés, où toutes mes études sur ce sujet se trouvent réunies.

Je voudrais toutefois devant le Congrès montrer dans quel esprit j'ai dirigé ces études, indiquer les conclusions auxquelles a abouti la Société de médecine légale et aussi les résultats que nous avons obtenus.

Dans un premier travail présenté à la Société de médecine légale, j'ai examiné si la législation actuelle pouvait nous fournir les moyens de protéger l'aliéné dans sa santé; si, en d'autres termes, on pouvait interpréter le texte même de la loi dans un sens favorable à l'aliéné.

Pouvait-on autoriser l'administrateur provisoire ou les commissions administratives à intervenir dans les questions qui touchent au traitement des malades dans les établissements où ils sont internés, comme ils interviennent légalement dans les questions qui touchent à l'administration de leurs biens (1).

La loi dès lors n'avait pas besoin d'être touchée : le but était atteint.

Mais dans le cas où l'interprétation du texte ne permettait pas d'attribuer actuellement ce droit ni à l'administrateur pro-

(1) Je suis heureux de rendre un public hommage à l'administration préfectorale, aux commissions administratives, qui n'ont jamais rien négligé pour faciliter l'assistance chirurgicale des aliénés.

visoire, ni aux commissions administratives, je réclamais alors l'addition dans la loi d'un paragraphe qui leur confère ce droit. A l'article 31 de la loi, à l'alinéa suivant :

« L'administration provisoire devra en outre s'occuper de tout ce qui peut accélérer la guérison de l'aliéné », je demandais d'ajouter : « Il pourra, en cas de conflit avec les familles, ordonner l'application du traitement reconnu indispensable ». Dans ma pensée, ce droit ne devait être exercé qu'en cas de conflit.

Pour des raisons de convenance sociale, la famille doit toujours être appelée la première à donner son avis.

L'administrateur provisoire n'aurait eu le droit légal d'intervenir que dans le cas d'un refus non justifié à un traitement nécessaire aux intérêts actuels ou éloigné du malade.

Maxvell, avocat général à la Cour d'appel de Bordeaux, me fit l'honneur dans un discours de rentrée : « Sur quelques cas de conscience en médecine », de discuter publiquement les opinions dont je m'étais fait le défenseur devant la Société de médecine légale.

Il déclara que la loi actuelle bien interprétée lui semblait protéger suffisamment l'aliéné dans sa santé ; mais il ajouta en outre : « Je crois cependant, comme M. Picqué lui-même, qu'il y aurait avantage à assurer par un texte précis la protection de l'aliéné pour le cas que je viens d'examiner, et pour les cas semblables qui pourraient si aisément échapper à la vigilance des magistrats du parquet. » Après ma communication à la société de médecine légale, une commission composée de magistrats, de médecins et d'avocats fut nommée sur ma demande pour étudier cette importante question. M. Lefuel, rapporteur, posa en principe que le législateur doit sauvegarder aussi bien la santé des malades que leur fortune. Il émit l'opinion que si le législateur de 1838 n'avait songé qu'à protéger l'aliéné contre les spoliations dont il peut être victime pendant son internement, celui de 1900 devait s'occuper de la protection de l'aliéné dans sa santé contre ceux qui peuvent avoir intérêt à le faire disparaître. Il formula en résumé le vœu que le rapporteur de la loi nouvelle à la chambre des députés introduisît un article donnant au tribunal des référés, en cas de refus de la famille, le droit d'ordonner l'application de tout traitement utile à la santé de l'aliéné. J'ajouterai que le rapport fut, sur la demande de la Société, transmis à M. le Ministre de l'intérieur.

Dans le deuxième rapport dont je fus chargé et qui date de 1903, j'envisageai la question à un point de vue plus général. Je rappelais, en m'appuyant sur les discussions nombreuses qui se sont produites dans le parlement français depuis l'année 1869, que le droit d'assister l'aliéné était entré dans les vues du législateur ; que, dans l'esprit de tous, la loi nouvelle devait être une loi d'assistance ; mais je montrais aussi, que par une anomalie singulière, celle-ci est absolument muette en ce qui concerne le traitement des malades.

Je demandais qu'on veuille bien distinguer parmi ceux-ci une catégorie en faveur desquels la loi avait établi une présomption de capacité. Point n'est besoin alors pour eux d'aucune disposition nouvelle de la loi.

Si dans un intervalle lucide établi par un certificat médical, il leur est permis de tester sans que les actes signés par eux soient frappés de nullité, pourquoi ne pas les autoriser dans les mêmes conditions à donner leur avis sur un traitement sans qu'il soit nécessaire de recourir à l'autorisation des parents?

Mais il reste la classe nombreuse des malades inconscients : vis-à-vis d'eux le médecin reste désarmé.

C'est pour eux que j'ai spécialement demandé que la loi nouvelle proclame nettement, ainsi que le réclamait dans son rapport Lefuel, le distingué conseiller à la Cour d'appel, le droit qu'elle a de protéger l'aliéné dans sa santé comme dans ses biens, et que, pour permettre l'application de ce droit, elle étende comme je l'avais moi-même demandé dans mon premier rapport, les attributions de l'administrateur provisoire à tout ce qui intéresse la santé des malades.

J'ai tenu dans ce rapide exposé à marquer les dangers auxquels est exposé l'aliéné en l'absence d'un texte légal précis et à rappeler les moyens qui ont été proposés à diverses reprises par les commissions chargées par la Société de médecine légale d'étudier cette question.

Il serait vraiment souhaitable que le congrès des aliénistes envisage avec soin ce délicat problème et fournisse au législateur les éléments nécessaires pour l'orienter vers des solutions utiles.

CONCLUSIONS

Depuis un demi-siècle, Psychiatres et chirurgiens ont compris de façon bien différente l'action de la chirurgie sur les troubles de l'esprit.

1° Les uns ont agi directement sur le cerveau ou ses enveloppes mais leurs tentatives sont encore peu nombreuses et trop incertaines pour fournir les bases d'une chirurgie rationelle.

Nous n'avons pas, malgré l'opinion formulée par d'éminents auteurs, à envisager dans cette Étude les cas où des lésions locales plus ou moins appréciables comme les traumatismes craniens ou les tumeurs cérébrales s'accompagnent de troubles mentaux. Ceux-ci n'occupent, en effet, dans le syndrome qu'une place secondaire. Par contre, les troubles sensitivo-moteurs ou sensoriels dominent le tableau clinique et fixent l'indication chirurgicale.

D'autres chirurgiens et ce sont les plus nombreux, recherchent depuis quelques années dans le traitement chirurgical de foyers pathologiques « privilégiés » et situés en dehors du cerveau la guérison de certaines formes du délire. Dans cette voie où je suis engagé moi-même depuis près de 30 ans « de nombreuses guérisons » ont été annoncées.

Je me contente, pour ma part, de n'en avoir réuni jusqu'à présent qu'un petit nombre sur un total de 2.666 opérations pratiquées dans mon service de Saint-Anne (1), jusqu'au 1er janvier 1913.

(1) Ce chiffre global comprend 314 psychoses organiques et 383 psychoses congénitales, au total 697 malades chez lesquels j'ai pratiqué des opérations d'urgence. Il reste 1969 malades chez lesquels la chirurgie à donné des résultats variables. Toutes mes observations de guérison ont été publiées dans mon livre et j'y renvoie le lecteur.

Je pense, en effet, qu'à l'heure actuelle, il convient encore de se mettre en garde contre le mirage parfois dangereux des statistiques opératoires formées avec des faits toujours contestables et d'établir au préalable le rôle d'un foyer pathologique extra cérébral dans la genèse du délire c'est-à-dire de préciser la nature des relations qui peuvent exister entre une lésion d'organes et certaines formes mentales concomitantes.

Ce problème domine la question des indications opératoires chez les aliénés. Aussi votre Rapporteur a-t-il pensé qu'il devait tout d'abord s'appliquer à le résoudre.

Pendant de longs siècles les observateurs ont reconnu un privilège spécial à l'utérus et invoqué pour le justifier des hypothèses aujourd'hui surannées.

A notre époque, l'étude de certaines fonctions a permis de fixer le rôle d'organes spéciaux dans la production des troubles mentaux. On admet, en effet, aujourd'hui que les troubles fonctionnels du corps thyroïde sont à la base de certains délires. D'autre part, on sait depuis longtemps que des processus infectieux intéressant le foie ou le rein peuvent donner lieu à des troubles mentaux mais les auteurs n'accordent toutefois à l'infection qu'un rôle secondaire et pensent que celle-ci n'agit dans la production du délire qu'en provoquant un trouble fonctionnel (Délire par auto-intoxication).

Or les études que je poursuis au Pavillon de Chirurgie sur le terrain de la Pratique m'ont conduit à envisager le rôle isolé de l'infection chronique (Délire infectieux mis à part) dans des organes accessibles (uterus, testicule prostate) ainsi que dans les tissus divers de l'organisme et à fixer le rôle qui revient à celle-ci dans certaines formes du Délire.

En dehors des causes que nous venons de signaler (troubles fonctionnels et infectieux), on tend encore à admettre de plus en plus aujourd'hui l'influence de la périphérie sur les cerveaux prédisposés.

Parfois l'idée hypochondriaque, considérée naguère comme ayant dans tous les cas une origine cérébrale, peut pour certains psychiatres, venir de la périphérie (interprétation fausse de sensations réelles); les formes symptomatiques de l'hypochondrie sont ainsi admises aujourd'hui.

Chez l'hystérique, des réactions mentales pathologiques

peuvent naître également par un mécanisme à peu près analogue.

Pour justifier ces différents rapports, on s'est selon les époques appuyé sur la clinique et la thérapeutique médicale, parfois sur l'expérimentation.

La chirurgie, sûre de ses moyens, a le droit actuellement de viser au même but. Elle peut en effet en fournir la preuve thérapeutique mais pour que celle-ci soit décisive elle doit être soumise à un contrôle rigoureusement scientifique, d'où l'utilité d'une méthode chirurgicale que j'ai fixée dès le début de mes études.

Si l'on reconnaît aujourd'hui aux influences périphériques un rôle en médecine mentale, l'importance accordée jusqu'ici aux influences héréditaires se trouve amoindrie. Les unes et les autres ne sauraient cependant s'exclure et j'ai montré plusieurs fois au cours de ce Rapport qu'elles se peuvent compléter heureusement.

La doctrine de l'hérédité permet au chirurgien d'envisager la Prophylaxie des Psychoses postopératoires en lui apprenant à connaître des malades dont l'état mental antérieur est susceptible de créer une contre indication opératoire.

Par contre, la Doctrine qui fixe l'origine extra cérébrale de certaines formes mentales lui permet de poursuivre et d'atteindre celle-ci dans leurs foyers périphériques.

Dès lors l'indication opératoire chez l'aliéné vise à la suppression d'une lésion véritable siégeant dans un organe ou un tissu et considérée comme la génératrice du délire.

Mais la coïncidence du délire et d'une lésion périphérique n'implique pas un rapport de causalité : il conviendra de démontrer dans chaque cas particulier si la lésion concomitante est indépendante du délire ou lui est subordonnée.

Or cette subordination ne peut être établie à l'heure actuelle que dans un très petit nombre de cas, contrairement à l'opinion admise à l'étranger.

Il résulte des faits que j'ai observés qu'en l'absence du syndrome clinique qui caractérise le Délire infectieux proprement dit, tout accès maniaque avec ou sans hallucinations, tout délire onirique accompagné ou non de confusion mentale, certaines formes du délire mélancolique ou hypochondriaque doivent attirer l'attention sur l'existence possible d'une lésion chirurgicale infectieuse profondément située et latente.

De même certaines formes de délire hypochondriaque doivent être, conformément à l'opinion de quelques psychiatres, tenus pour des interprétations hypochondriaques de lésions périphériques non infectieuses.

Il est permis d'espérer que l'application rigoureuse de la méthode chirurgicale, en multipliant le nombre des observations indiscutables, permettra de découvrir dans l'avenir, des corrélations nouvelles et contribuera ainsi à étendre peu à peu le domaine des indications opératoires chez les aliénés.

Lorsque l'indication thérapeutique a été posée, il faut encore fixer la méthode thérapeutique qu'il convient d'employer.

C'est de ce choix que dépend le résultat de l'intervention au point de vue mental.

Tel délire peut en effet après une intervention, parfaitement justifiée d'ailleurs, persister, s'aggraver ou guérir selon le mode de traitement employé.

Le chirurgien devra donc selon l'état mental choisir entre l'intervention sanglante ou les divers procédés de la chirurgie conservatrice.

Lorsqu'enfin le chirurgien s'est décidé à recourir à l'intervention sanglante, un nouveau choix est à faire entre les divers procédés qui s'offrent à sa disposition : celui-ci dépend encore de l'état mental du sujet et c'est ainsi que les questions de technique jouent un rôle important en psychiatrie. J'ai envisagé ces différents points dans mon Rapport.

Comme on le voit, en dehors des cas où la vie est menacée à brève échéance, l'indication opératoire chez l'aliéné est fort délicate à établir et il en est de même des moyens à employer pour la remplir, si on ne veut pas aggraver l'état antérieur par une intervention intempestive ou imposer au malade une opération inutile.

En raison de ces difficultés la chirurgie des aliénés constitue une branche toute spéciale de la chirurgie que j'ai désigné sous le nom de (Psycho-Thérapeutique chirurgicale). Elle exige de celui qui la pratique une longue initiation. Je tiens à ajouter, pour répondre à de légitimes préoccupations qui m'ont été souvent confiées par des psychiatres, qu'il faut de hautes qualités morales au chirurgien à qui incombe la redoutable mission de pratiquer une intervention chirurgicale chez un malade privé de sa raison.

En terminant votre Rapporteur espère qu'après avoir soumis devant vous à une critique impartiale les doctrines et les faits publiés et avoir fait justice d'exagérations dangereuses, vous voudrez bien accepter les résultats actuels qu'il vous a présentés, partager ses espérances dans l'avenir et reconnaître ainsi à la chirurgie une place dans la thérapeutique des maladies mentales.

Ce n'est que dans ces conditions que le point de vue médico-légal devient intéressant.

A notre époque, l'aliéné est considéré comme un malade qui a le droit de bénéficier de toutes les ressources de la thérapeutique médico-chirurgicale.

J'ai indiqué au cours de ce rapport les circonstances diverses dans lesquelles l'intervention chirurgicale peut être nécessaire en dehors même de l'action spéciale qu'elle peut exercer sur le délire.

Or la loi de 1838 ne contient aucun texte qui permette au chirurgien d'organiser d'une façon régulière l'assistance chirurgicale des aliénés. Le législateur de 1838 a prévu pour l'aliéné la conservation de ses biens et non de sa santé et c'est ainsi que la Société, qui interne d'office un malade, n'a pas le droit légal de le soigner.

La demande d'autorisation aux familles donne lieu à de monstrueux abus dont j'ai présenté quelques exemples.

A ma demande, la société de médecine légale, il y a dix ans, a étudié cette importante question. L'effort considérable qui a été tenté depuis cette époque n'a malheureusement pas abouti.

Il est donc indispensable que le Congrès, qui a mis à l'ordre du jour de ses travaux la question des indications opératoires chez les aliénés, obtienne du Législateur les moyens de remplir celles-ci.

LE PUY-EN-VELAY. — IMPRIMERIE PEYRILLER, ROUCHON ET GAMON

www.ingramcontent.com/pod-product-compliance
Ingram Content Group UK Ltd.
Pitfield, Milton Keynes, MK11 3LW, UK
UKHW021141230726
13926UKWH00002B/886

9 782014 064865